채식주의가
병을 부른다

채식주의가 병을 부른다

초판 1쇄 발행 2014년 9월 15일
초판 4쇄 발행 2023년 3월 3일

지은이	이동진 · 이송미
펴낸이	이상규
펴낸곳	이상미디어
등록번호	제307-2008-40호
출판신고	2008.09.29.
주 소	(우)02708 서울시 성북구 정릉로 165 고려중앙빌딩 4층
전화	02-913-8888(대표), 02-909-8887(편집부)
팩스	02-913-7711
e-mail	lesangbooks@naver.com
ISBN	978-89-94478-44-9 13510

이 책의 저작권은 저자에게 있으며, 무단 전재나 복제는 법으로 금지되어 있습니다.

채식주의가 병을 부른다

20년간 투병했던 어느 의사의 생활처방전

이동진 지음

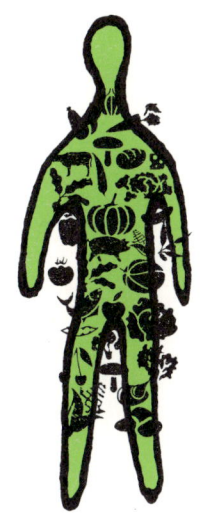

이상

머리말

세상의 모든 의학은
불완전하다

"검사결과는 이상이 없습니다. 신경정신과 치료를 한번 받아보시죠."

온갖 통증을 호소하며 찾아간 병원에서 담당의사로부터 들은 말입니다. 제 정신에 문제가 있는 것 같다는 말이었지요.

당시 여고생이었던 저는 복부 근육이 제멋대로 움직이고, 배의 연동운동을 하루 종일 느끼는 특이한 증상을 갖고 있었습니다. 보통 사람들이 의식하지 못하는 복부 장기의 세세한 움직임이 자각된다는 것은 큰 고통이었지요. 배의 근육이 상하좌우로 계속 요동쳐서 겉옷마저 들썩일 정도였습니다. 게다가 소화불량과 두통, 요통에도 시달렸지요. 이런 고통 때문에 많은 병원을 찾아갔지만, 검사결과는 모두 이상이 없다고만 했습니다.

　이상한 환자로 취급받기도 했고, 급기야 정신과 치료를 받아보라는 말까지 듣게 된 것입니다. 저의 극심한 고통을 병원이 전혀 이해하지 못한다는 것은 당시 제겐 큰 상처였지요. 온전한 정신이 아닐 수 있다는 말은 비수처럼 날아와 가슴에 꽂혔습니다. 하지만 그 어디에도 해결책이 없었기에 정신과를 찾아갔고, 그곳에서 처방해주는 신경안정제를 얼마간 먹었습니다. 그 약으로 정신이 몽롱해지고 심신이 무력해지는 부작용을 겪으면서 결국 현대의학적 치료를 모두 포기했었지요.

　그 후 병든 몸으로도 열심히 공부해서 한의대에 들어갔습니다. 한의학을 공부해서 우선 병든 저부터 치유하는 것이 1차 목표였지요. 병원에서 진단조차 나오지 않는 희귀병으로 고통 받고 있었지만 한의학 공부는 제 가슴을 뛰게 했고, 나을 거라는 믿음을 갖게 했습니다. 하지만 부푼 희망과 달리 실제 한의사들은 제 병을 치료하지 못했습니다.

　한의대 입학 당시부터 워낙 병약해서 주목을 받았던 터라, 교수님들과 유명한 한의사 선배님들을 두루 찾아다니며 약도 먹고 침도 맞았지만 전혀 나아지지 않았습니다. 학교 수업을 근근이 들을 만큼 병약해서 동기들 사이에서는 '걸어 다니는 시체'로 불렸고, 병세는 점점 깊어만 갔습니다.

한 때는 한약 부작용을 겪기도 했습니다. 명의로 소문난 분이 지어준 한약을 먹은 후 숨을 제대로 쉴 수 없고 몸무게가 38kg까지 빠지면서 죽음 직전까지 갔지요. 잘못 처방된 약은 환자를 죽음으로 내몰 수 있다는 의학의 이론을 제가 직접 절절히 경험한 셈이지요.

양방부터 한방까지 주류 의학의 도움은커녕, 의학적 처방으로 오히려 병세가 악화되는 경험을 하면서 '세상의 모든 의학은 불완전하고 부작용 위험성을 내포한다'는 것을 온몸으로 깨달았습니다. 그래서 다짐했지요. 살아서 의사가 된다면, 의학적 편견을 깨고 환자의 고통을 먼저 이해하고, 안전한 치유법인지를 쉼 없이 자문하고, 보다 근원적인 치유의 길을 찾기 위해 끝없이 정진하는 의사가 되어야겠다고.

- **불치병 소녀가 불치병 환자들을 살리는 의사가 되다**

죽음의 문턱에 있던 제가 비로소 희망을 본 것은, 한 대체의학을 알게 되면서부터입니다. 한의학계에서 유명한 선배 한의사께 치료를 받았지만 차도가 없자, 그 선배는 죽어가는 후배에 대한 안타까움으로 한 재야 의학자를 소개해주셨지요. 그분이 바로 한서자기요법을 만든 구한서 선생님입니다. 자기요법은 동양의학에 뿌리를 둔 새로운 개념의 기(氣)의학이지요.

저는 지푸라기라도 잡는 심정으로 구한서 선생님을 찾아갔고, 일일이 열거하기도 힘들 정도로 많은 '이상한' 증상들을 모두 설명했습니다.

"그렇게 이상한 증상들이 나타날 수 있습니다. 아니 이상한 게 아닙니다. 의학과 의료기기가 이해를 못하는 것뿐이지요. 하나씩 이상을 바로 잡아봅시다."

그 어떤 의학과 의사도 이해하지 못했던 저의 '이상한' 증상들을 선생님은 이해하셨습니다. 누군가에게 제 고통을 이해받는다는 것만으로도 울컥할 만큼 감사한 일이라는 것을 그때 처음 알았지요. 그리고 비로소 치유의 희망을 보았습니다.

그날 이후 저는 조금씩 나았습니다. 물론 치유하는 데 오랜 시간이 걸리기는 했지만 결국 평생 따라다닌 희귀성 불치병 환자라는 꼬리표를 뗄 수 있었지요. 셀 수 없이 많은 제 몸의 이상한 증상들을 하나씩 치유해내면서 의학 너머의 세상을 볼 수 있었습니다.

죽음의 고통을 이겨내고 다시 살아난 저는, 지금 죽음의 고통 속에 있는 난치병 환우들을 치료하는 의사로 살고 있습니다. 올바른 생활 관리를 통해 건강하게 사는 예방의학의 길도 더불어 전하고 있지요.

세상에는 수없이 많은 치유의 길이 있습니다. 평생 병으로 고통받고 있다고 해도, 의학이 진단조차 못하는 희귀병을 앓는다고 해도, 병원에서 불치병이라고 선고했다고 해도 결코 절망할 필요가 없습니다. 우리 모두에게는 그 어떤 병도 이겨낼 무한한 치유력이 있기 때문입니다.

● **희귀병, 불치병, 의원병, 약원병을 이겨낸 사람들**

이 책은 20년간 불치병으로 죽음의 문턱까지 갔던 저의 투병과 치유의 기록입니다. 그 고통으로 깨달은 의학의 진실과 참된 건강법을 전하기 위해 글을 썼습니다. 우리가 맹목적으로 먹는 양약과 한약이 어떤 위험성이 있는지를 구체적으로 소개했습니다. 또 일반상식처럼 된 건강정보, 이를테면 '채식이 좋다' '물을 자주 마시면 좋다' '무슨 건강식품이 좋다'는 식의 획일적인 건강법으로 얼마나 많은 사람들이 병들고 있는지도 소개했습니다.

세상의 그 어떤 치료법도 만능일 수 없고, 자신에게 맞지 않으면 독이 될 뿐입니다. 잘못된 치료와 건강법으로 병을 키운 환자들을 저는 매일 만나고 있습니다. 그들이 의학적 편견을 깨고, 그릇된 사회적 통념도 깨고, 자신에게 내재된 치유력으로 살아나는 기적의 이야기를 이 책에 함께 담았습니다.

위험한 의학과 불안한 건강법의 한계를 넘어서는, 진정한 건강의 열쇠는 자신이 쥐고 있습니다. 우리 모두가 스스로 의사가 될 때, 완전한 치유에 이르고 무병장수로 나아갈 것입니다. 의사로서 부끄러운 이 고백서가 지금 캄캄한 절망 속에 있는 환우들에게 작은 빛이라도 되기를 간절히 소망합니다.

차례

1
나는 20년간 투병한 의사다

10대부터 희귀성 불치병을 앓다 • 014
왜 현대의학은 병을 진단조차 못하는가? • 020
불완전한 진단과 위험한 처방의 폐해 • 024
'걸어다니는 시체'였던 의대생 시절 • 033
*현대의학, 안전하고 효과적인 치료 지침 • 037

2
자기요법으로 불치병을 치유하다

마음까지 움직이는 의사를 만나다 • 042
내 몸을 살린 기적의 자기요법 • 046
운기체질, 나만의 체질을 찾다 • 052
독창적이고 효율적인 자기경락조절 • 058
투병 중에 새로운 치유법을 만든 천재 의사 • 066
*대체의학, 안전하고 효과적인 치료 지침 • 071

3
위험한 의학에서 벗어나야 낫는다

마침내 환자에서 의사가 되다 • 076
한약 부작용으로 다시 죽음 앞에 서다 • 080
의학은 사람을 살릴 수도, 죽일 수도 있다 • 087
절망을 넘으니 축복이 내게로 오다 • 093
*한의학, 안전하고 효과적인 치료 지침 • 097

4 편견을 깨면 기적이 일어난다
: 생활치유 처방전

평생 먹던 약의 굴레를 벗다 • 102
채식주의 신화가 병을 부른다 • 114
아침밥만 제대로 먹어도 병이 낫는다 • 131
물을 많이 마시면 해로운 사람도 있다 • 140
왜 특별한 이유 없이 병이 생길까? • 145
건강식품 때문에 병들 수도 있다 • 151
생활 사이클부터 바로 해야 건강하다 • 173
자세만 바로 잡아도 병이 낫는다 • 180
몸의 병과 마음의 병은 치유원리가 같다 • 185
*난치병 치유를 위해 반드시 알아야 할 것 • 191
*채식에 대해 반드시 알아야 할 것 • 195

5 자신만의 진짜 의사를 깨워라
: 무병장수 처방전

무병장수의 시작은 현명한 식생활이다 • 200
똑똑하게 운동해야 면역력이 자란다 • 211
마음은 기적을 낳는 무한 동력이다 • 221
건강의 모든 답은 자신에게 있다 • 236
*무병장수를 위해 반드시 알아야 할 것 • 245

:

1

나는 20년간 투병한 의사다

병원에서 진단조차 나오지 않는 희귀병으로 청춘의 날들을 고스란히 병마의 고통 속에서 보냈다. 온갖 통증과 근육이 제멋대로 움직이는 기이한 증상으로 수많은 병원을 찾아다녔지만 그 어디에도 희망은 없었다. 병원은 내게 절망만 주었고 '희한한' 환자라는 꼬리표만 달게 했다.

10대부터
희귀성 불치병을 앓다

　부모님께 유서를 썼다. 극심한 병마의 고통 속에서 더 이상은 버틸 수 없어 죽기로 마음먹었다. 원인불명의 전신 마비감, 이상 출혈, 호흡 곤란, 온갖 통증 그리고 자율신경계 이상으로 나타나는 여러 기이한 증상으로 급기야 생을 마감하는 글을 쓰면서 눈물이 하염없이 흘렀다.

　질병의 고통에서 해방될 수 있다면 죽는 것은 두렵지 않았다. 하지만 딸자식이 떠난 후 부모님이 받으실 충격과 슬픔을 생각하니 가슴을 도려내는 것만 같았다. '죄송하고 또 죄송하다'는 글만 계속 쓴 후 오열을 토했다.

　내 죽음은 온 가족의 죽음이 될 수 있었다. 오랜 세월 병든 딸을 간병하며 눈물의 세월을 보내신 어머니의 모습이 떠올랐다. 부모님이 겪을 고통을 생각하자 죽겠다는 마음마저 사치라는 것을 알았다. 나는 눈물을 닦고 그 어떤 아픔도 끝까지 견디며 치유의 길을 찾겠다고 결심했다. 결국 유서를 버리고 다시 마음을 추슬렀다.

그러나 다음날 밤이 오면 다시 죽고 싶다는 마음이 고개를 들었다. 지독한 고통 앞에서 무릎을 꿇고 또다시 자살을 생각하며 유서를 쓰곤 했다. 그렇게 나는 청춘의 시간들을 모두 병과 싸우면서 죽음의 문턱에서 살아야 했다.

● 중학교 3학년, 체벌로 시작된 몸의 이상 증상들

내 몸에 이상이 처음 나타난 것은 중학교 때의 일이다. 그 전까지는 여느 아이들처럼 건강하게 뛰어노는 산골 아이였다. 경남 산청의 지리산 자락에서 태어난 나는 아름다운 풍광 속에서 1시간 거리에 있는 학교를 걸어 다니며 튼튼하게 자랐다.

건강에 적신호가 켜진 것은 중학교 3학년 말에 체벌을 받은 후부터였다. 당시 부반장이었던 나는 주번 모임에 참여하기 위해 일찍 학교를 갔다. 주번은 일찍 와서 교실을 정리해놓는 것이 교칙이었지만 졸업을 앞두고 있던 3학년들은 잘 지키지 않았다. 결국 그날 주번 모임에 참여한 학생은 나 혼자였다.

당시 주번 담당 선생님은 이 사실을 알고 노발대발하셨다. 화를 참지 못했던 그 선생님은 다른 학생들을 대신해서 나라도 벌을 받아야 한다며 벽에 기대게 했고, 대걸레의 큰 막대로 힘껏 내려쳤다. 나는 15대를 맞은 후 그 자리에서 쓰러졌다. 양쪽 허벅지가 부어올랐고, 엄청난 통증으로 제대로 걸을 수도 없었다.

누군가에게 맞아본 것은 그때가 처음이었다. 학교의 규율을 혼자만 지키고도 맞았던 그 부당한 체벌은 당시 내게 적지 않은 충격을 주었다. 나중에 안 사실로, 그 선생님은 약간의 정신질환을 앓는 분이었다. 그래서 분노를 참지 못하고, 감정조절을 제대로 할 수 없었던 것이다. 이미 다른 학생을 심하게 체벌해서 입원시킨 전력까지 있었다. 마음의 병을 앓던 선생님으로 인해 어린 나는 몸과 마음에 상처를 받았고, 그 일은 평생 나를 길고긴 투병의 길로 들어서게 한 불씨가 되었다.

선생님에게 맞은 후 양쪽 허벅지 전체가 검게 변했다. 그 모습을 보신 부모님은 상당히 놀라셨다. 하지만 크게 내색하지 않으셨고, '괜찮다. 건강하니까 시간이 지나면 멍도 사라진다'며 달래주셨다. 부모님의 말씀이 위로가 되었지만, 상처는 쉽게 치유되지 않았다.

한참을 지나서야 검은 멍이 지워졌고, 오래도록 맞은 부위는 불록하고 딱딱해서 마치 남의 살인 것만 같았다. 그 체벌 사건 후부터 변을 시원하게 볼 수 없는 변비와 두통 증상이 조금씩 나타났다. 이후 얼굴이 붓는 부종과 소화불량 증상도 생겼다.

훗날 한의대에 들어가서 공부를 하면서, 체벌 당시 허벅지 전체를 뒤덮은 죽은 피인 어혈(瘀血)이 내 병의 뿌리가 되었다는 것을 알았다. 《동의보감》에 보면 '몽둥이로 맞았을 때 생긴 어혈은 혈류를 막고, 혈류가 막히면 기(氣)가 소통되지 않고, 기가 소통되지 않으면 통증을 일으킨다'고 나와 있다. 허벅지의 뒤쪽은 방광 경락(기가 운행하는 통로)이 지나고, 옆쪽은 쓸개 경락이 지나는 곳이다. 쓸개와 간은 음양관계(서로 상대적이지만 돕는 관계)이기 때문에, 쓸개 경락에 생긴 어혈은 곧 간의 기를 손상시킨다.

한의학에서는 간의 기혈이 상하면 두통과 변비가 생길 수 있다고 본다. 쓸개 경락이 지나는 다리 옆쪽 부분의 손상은 편두통을 일으킬 수 있고, 쓸개 경락의 소통을 막아 변비나 요통, 생리불순 등의 증상을 일으킬 수 있다.

특히 여성에게는 혈(血)의 순환이 더욱 중요하다. 한의학에서 여성은 음의 기운이 강하기 때문에 혈과 기의 소통능력이 남성보다 약하다고 본다. 그러다 보니 잘 붓고, 어혈이 생겼을 때 남성보다 정체되기 쉽다. 같은 타박상을 입어도 여성이 남성보다 치유능력이 떨어지는 것은 그 때문이다.

어린 시절 체벌을 받은 이후 허벅지 전체를 검게 멍들게 한 어혈을 제대로 치료했어야 한다는 것을 훗날 한의학 공부를 하면서 알게 되었다. 하지만 당시에는 그 증상을 대수롭지 않게 여겼다. 졸업을 앞두고 있던 때라서 집을 떠나 고등학교에 진학하는 일에 온통 신경이 쏠려 있었다.

● 몸의 균형이 무너진 상태에서 보낸 고교생활

진주로 유학을 가서 여고생이 된 나는 본격적으로 학업에 매달렸다. 대학입시를 앞두고 공부에 전념하다 보니 두통과 변비, 얼굴 부종, 소화 불량 등이 더욱 심해졌다. 하지만 공부 스트레스나 운동 부족으로 생긴 증상이라고 여겼다.

그러던 어느 날 학원 계단에서 미끄러져 구르면서 허리를 다치게 되었다. 병원 검사에서는 이상이 없다고 나왔다. 나중에 안 사실로, 그 때 이미 계단 모서리에 부딪히면서 2,3,4번 요추가 손상을 입었던 것이다. 병원에서는 척추가 멀쩡하다는데, 요통은 계속 가시지 않고 나를 괴롭혔다. 그렇지 않아도 체벌 이후 허벅지 타박상으로 하체로의 기혈순환이 원활하지 않아 몸의 균형이 깨진 상태에서 허리를 다치는 일까지 겹친 후 건강은 빠르게 악화되었다.

소화불량이 더 심해졌고, 또 다른 이상한 증상도 나타났다. 하루 종일 보통 사람들이 의식하지 못하는 복부 장기의 세세한 움직임, 이를테면 장운동이나 소화작용 같은 연동운동을 느낄 수 있었다. 신경이 쓰여 다른 일에 집중할 수 없었다.

복부 내의 장기뿐 아니라 외부 근육도 제멋대로 움직였다. 저절로 신체 일부가 반복적으로 움직이는 틱 현상은 아니었다. 복부 근육이 마치 요동치는 것처럼 상하좌우로 마음대로 움직였고, 누구나 그 특이한 모습을 볼 수 있었다. 옷을 입고 있어도 복부의 경련적 움직임으로 인해 겉옷마저 들썩일 정도였다. 내 의지와 상관없이 하루 종일 계속 되는 그 기이한 증상으로 인해 견딜 수가 없었다. 너무 괴로워서 정말 미칠 것만 같았다.

통증이나 소화불량 같은 증상은 어느 정도 참을 수 있었다. 대학을 입학한 후에 입시 스트레스에서 벗어나고 운동도 하면 좋아질 것이라고 생각했기 때문이다. 하지만 하루 종일 이어지는 그 특이한 복부의 움직임에서 한시라도 빨리 벗어나고 싶었다. 공부에 전념할 수 없었을 뿐 아니라, 몸이 점점 이상하게 변해간다는 것을 예감했기 때문이다.

왜 현대의학은
병을 진단조차 못하는가?

병을 치료하기 위해 처음 찾아간 곳은 동네 내과였다. 늑골까지 들썩이는 복부의 특이한 움직임을 본 의사는 계속 고개를 갸우뚱하기만 했다. 틱 현상은 아니며, 평생 처음 보는 증상이라고 했다. 이런저런 검사를 했지만 결과는 '이상이 없다'고 나왔다. 좀 더 큰 병원에서도 검사결과는 다르지 않았다.

하지만 크게 실망하지 않았다. 첨단 의료장비와 유능한 의료진이 있는 큰 대학병원에 가면 희귀병이라도 제대로 진단하고 치유법을 찾을 거라고 믿었다. 반드시 건강을 되찾겠다는 각오로 부모님과 함께 대도시의 대학병원으로 갔다. 며칠간 머물면서 온갖 검사를 했다. 하지만 그곳에서도 역시 정상이라는 진단결과를 받았다. 참담한 심정으로 여러 대형 병원을 더 다녔지만 결과는 똑같았다. 현대 의학의 첨단 의료에 대한 환상은 여지없이 무너졌다.

"어떻게 내가 정상이라는 말인가! 하루 종일 계속되는 복부의 기이한 움직임과 두통, 요통, 밥을 제대로 먹을 수도 없는 소화불량으로 고통이 엄청난데……."

나는 진단 결과를 이해할 수 없었다. 죽어가는 사람도 살릴 만큼 의료기술이 발달한 시대를 사는데도, 병을 진단조차 하지 못한다는 것은 내게 크나큰 상처가 되었다. 그것은 곧 병의 원인도 모르는 고통 속에서 평생 살아야 한다는 말이었다. 당시에 나는 진단조차 하지 못하는 희귀병이 매우 드물다고 생각했고, 그래서 불행감이 더욱 컸다.

하지만 훗날 의사가 되어 병원에서 진단조차 나오지 않는 환자들을 수없이 많이 만났다. 특히 내가 대체의학자로 일하다 보니, 양방과 한방에서 '진단 불가' 혹은 '불치병'이라는 꼬리표를 단 환자들의 발길이 이어지고 있다.

내게 오는 환자들 가운데 1/4 정도가 병원에서 이상이 없다는데 병적 고통을 호소하는 이들이다. 검사 결과는 정상이라는데 소화가 제대로 되지 않거나, 통증이 계속 되거나, 움직일 수 없거나, 설사를 계속 하거나, 이상한 감각을 느끼거나, 정신이 온전치 않은 갖가지 증상을 안고, 병원에서 상처만 받은 채 나를 찾아온다.

현대의학자이자 저널리스트인 베르너 바르텐스(Werner Bartens) 박사는 '검사결과 이상이 없고 진단명조차 나오지 않는 병이 대략 10~20% 이상일 것'이라고 추정한다. 병원에서 병을 찾지 못하는 것은, 인체를 명확하게 이해하지 못하기 때문이다. 현대의학이 최첨단이라고 해도 우리 몸의 미세한 메커니즘을 완전하게 밝혀내지 못했다. 아무리 영상의학이 발달했어도 세세한 신경작용까지 모두 감지하지 못하기 때문에 환자들은 고통을 느끼지만 병원은 이상을 찾아내지 못하는 것이다.

특히 인체의 구조적 이상인 기질성 질환과 달리 기능성 질환의 진단에서는 한계를 보여 왔다. 《고통받는 환자와 인간에게서 멀어진 의사를 위하여》의 저자인 코넬대학교 의대 에릭 카셀(Eric J. Cassell) 교수는 병원 진단의 한계를 이렇게 설명한다.

"요통을 호소하는 환자가 X선 촬영에서 탈출한 척추간판이나 다른 구조적 이상을 보이지 않는다면, 그 환자는 '아무 이상 없다'는 대답만 듣게 될 것이다. 하지만 이 경우에도 분명 무언가 이상이 있음이 틀림없다. 그렇지 않다면 허리가 아프지는 않을 것이기 때문이다. 그런데 고전적 질병이론에 따르면, 이 경우는 아무런 질병도 존재하지 않는다. 환자가 아무리 고통스러워하더라도 구조적 변화가 없다면 질병이라고 할 수 없기 때문이다."

그동안 현대의학이 주력해온 구조적 변화를 찾는 진단법이 실제 환자의 고통을 이해하는 데 큰 한계가 있다는 지적이다.

인체 기능의 변화는 구조의 변화 때문이라는 고정관념이 무너지면서 기능성 질환을 진단하는 검사법도 등장했다. 하지만 여전히 병을 진단조차 하지 못하는 경우가 많다. 이런 환자들에게 병원은 오히려 원망과 절망의 대상일 뿐이다. 그 옛날 내게 병원이 그랬던 것처럼.

불완전한 진단과
위험한 처방의 폐해

병원에서 진단조차 못하는 병으로 투병하고 있을 때 여러 의사들이 내게 '신경성'이라는 말을 했다. 정신적 스트레스로 인해 그 모든 증상이 나타났다는 말이다. 그래서 신경정신과 치료를 받아볼 것을 권하는 의사도 있었다.

당시 나는 학교생활이나 교우관계가 원만한 학생으로 특별한 심리적 스트레스가 없었다. 정신적으로 문제가 있는 것 같다는 말은 가족이나 친구들에게 한 번도 들어본 적이 없었다. 평범한 여고생이었던 나는 신경성 질환이라는 말이 전혀 이해되지 않았다. 하지만 실낱같은 희망을 갖고 정신과 병원도 갔었다. 그곳에서는 신경안정제를 처방해주었다. 그 약을 먹자 정신이 몽롱해졌고, 심신의 무력감이 심해졌다. '이러다 진짜 정신병자가 되겠다'는 생각이 들어서 약을 더 이상 먹지 않았다.

훗날 의사가 되어 신경안정제의 장기 복용으로 인한 부작용을 호소하며 찾아오는 환자들을 간혹 보았다. 세상의 모든 약은 부작용의 가능성이 있고, 오래 먹어 안전한 약은 없기 때문이다. 그래서 약물학의 아버지로 불리는 파라셀수스(Paracelsus)는 '모든 약은 독이다. 사용량이 문제일 뿐, 독성이 없는 약은 없다'고 했다.

내가 한동안 먹은 신경안정제를 비롯해 수면제나 항불안제 등은 중추신경억제제로, 인체의 중추신경(뇌)을 억제하여 감정억제, 마음안정, 수면 등을 이끄는 작용을 한다. 반면 무력감, 졸림, 현기증 등의 부작용이 생기고, 심할 경우 배뇨장애, 언어장애, 시각장애 등이 나타날 수 있다.

이런 향정신성 의약품은 의존성이 강해 약을 복용하다 중단할 경우 흥분상태, 구역질, 경련, 신경장애, 뇌손상 등의 금단증상이 나타나기도 한다. 약에 의존하는 동안 약이 없으면 견디지 못하고, 점차 사용량을 늘려야 하고 중독성이 강해지는 것이다. 나를 찾아온 환자 가운데도 신경안정제에 중독되어 오래 복용하다 결국 공황장애가 된 경우도 있다. 무서운 중독성으로 더 큰 병을 만든 셈이다.

이런 약을 아무런 근거도 없이, 단지 몸의 검사결과가 이상이 없어 정신적인 문제일 것이라는 추측으로 처방했다니 얼마나 위험한 일인가! '어린 시절 내게 처방된 신경안정제를 계속 먹었다면 어땠을까?'를 생각하면 소름이 돋는다.

한의사가 된 후 환자들의 약물 부작용을 이해하기 위해 현대의학의 의약품에 대해 공부하면서 적지 않은 충격을 받았다. 병을 진단할 수 없다면, 차라리 솔직하게 의학의 한계를 말하고 아무런 처방을 하지 않는 것이 낫다.

희귀병으로 고통 받는 환자에게 약원병(藥原病: 약의 오남용이나 부작용으로 생긴 병)까지 주는 게 과연 병원이라고 할 수 있을까? 신경안정제에 중독되어 몸과 마음이 완전히 망가진 환자들을 볼 때면 안타까움을 금할 수 없다.

● **부작용 천국을 만든 현대의학**

문제는 이런 위험한 처방이 단지 신경안정제에 국한되지 않는다는 데 있다. 현대의학의 치료가 '완치요법'보다는 증상을 임시로 없애는 '대증요법(對症療法)'에 주력하다 보니, 평생 약을 먹어야 하거나 수술을 반복해야 하는 환자들을 만들어내고 있다. 그 어떤 약도 오래 먹으면 몸에 부담을 주어 부작용을 일으키기 때문에 결국 약원병이나 의원병(醫原病: 의사의 과잉치료나 의료사고 또는 치료의 합병증으로 생기는 질병)의 위험성을 부추기는 치료를 하는 셈이다.

현대의학의 가치를 부정하려는 것이 아니다. 많은 의학적 성과를 낳은 것은 사실이다. 과학적 검증을 거친 이론과 첨단 의료장비, 객관적인 임상 정보를 바탕으로 인류의 질병 치료와 건강 증진에 분명 기여해왔다. 특히 응급의학의 발달은 각종 사고나 급성 질환으로 위급한 이들에게 큰 도움을 주고 있다.

그러나 이런 유용성에도 불구하고, 오늘날 주요 사망원인으로 '약물 부작용'이 꼽힐 정도로 심각한 폐해를 낳고 있다. 약물 부작용은 이미 세계적인 사회문제다. 1998년 미국의학협회지에 실린 논문 '입원 환자에게 나타나는 약물 부작용 발생률'을 보면, 미국에서는 한해 220만 명 이상이 심각한 약물 부작용으로 입원하고 10만여 명이 제대로 처방한 약의 부작용으로 사망한다고 나와 있다.

《약이 사람을 죽인다》의 저자인 의사 레이 스트랜드(Ray Strand)는 오늘날 약물 부작용의 심각성을 이렇게 지적한다.

"미국 내에서 네 번째 사망 원인은 적절하게 처방된 약으로 인한 약물 부작용이다. 해마다 10만 명 이상이 사망하고 있다. 여기에 약이 제대로 처방되지 않거나 약물 관리가 소홀해 사망하는 8만 명을 합산한다면, 약물 부작용은 미국의 세 번째 주요 사망 원인이다. 이 수치는 교통사고로 인한 사망자보다 높은 것이다."

미국뿐만 아니라 다른 선진국도 대체로 의약품 부작용이 주요 사망 원인으로 지목되고 있다. 우리나라는 약물 부작용에 대한 종합적인 통계 자료가 없어 정확히 알 수는 없다. 하지만 다른 나라들보다 항생제나 주사제 처방률이 높고 약을 좋아하는 국민성을 감안할 때 약물 부작용의 심각성은 더할 것이다.

● **현대의학의 태생적 한계**

결국 현대의학은 병을 완전히 치유하지 못하고, 평생 병원을 다니며 증상을 관리하는 환자를 늘리고 있다. 그러다가 치료 부작용과 후유증으로 건강을 더 악화시키기도 한다. 첨단의학으로 눈부실 만큼 발전을 거듭해왔는데, 왜 이런 것일까? 이것은 현대의학의 태생적인 한계 때문이다.

몸 전체의 균형을 찾아 병든 곳을 회복하는 '전체 의학'인 한의학과 달리, 현대의학은 병든 곳에 집중하는 질병 중심의 '부분 의학'이다. 병든 곳만 바라보고, 고통으로 보이는 증상에만 집중하다 보니, 우리 몸 전체의 진정한 건강에 제대로 접근하지 못한다.

해부학을 토대로 인체를 미세하게 나누어 보는 현대의학은 질병을 분자생물학적 차원으로 진단해내고, 유전인자의 잘못된 부분까지 찾아낼 만큼 정밀함이 뛰어나다. 그러나 병든 부분을 정밀하게 탐구하느라 생명의 전체성을 제대로 보지 못하고 있다.

작은 부품을 조립하면 완성체가 되는 기계와 달리 우리 몸은 각 기관과 세포를 모두 조합한다고 해서 살아 움직이는 생명체가 되는 것이 아니다. 인체는 스스로를 조직하고 조절하며, 각 부분이 서로 관계를 맺고 균형과 조화를 도모하고 있다. 전체가 모두 연결된 하나의 유기체인 것이다. 이런 유기적 시스템, 즉 전체성이 있기 때문에 살아 움직일 수 있다.

우리 몸의 일부에서 어떤 병적인 이상이 생기면 몸 전체에 영향을 미친다. 어느 한 기관에서 나타나는 병이라고 해도 이미 온몸의 균형이 깨진 것이다. 간경화라고 해서 간만 병든 게 아니고, 위암이라고 해서 위만 병든 게 아니라는 말이다. 그래서 대부분의 만성질환자들은 몇 가지 병적 이상을 동시에 보이는 경우가 많다. 몸 전체의 이상이기 때문에 이곳저곳에서 문제를 일으키는 것이다.

하지만 현대의학은 한 환자에게 나타나는 같은 뿌리의 병이라고 해도 '심장병은 심장센터에서, 뇌졸중은 뇌신경센터에서'라는 식으로 모두 떼어서 진료를 한다. 많은 만성질환자들이 여러 병원을 다니면서 진료를 받는 것은, 병든 곳만 보는 '부분 의학' 때문이다.

전체성을 등한시한 이런 부분 중심의 치료는 부작용으로 이어진다. 병의 뿌리는 위장에 있는데 두통·생리통·관절통 같이 통증이 나타나는 부분에 매달려 진통제 과다 복용으로 부작용을 낳거나, 한 기관의 암세포를 죽이기 위해 몸 전체에 큰 해를 주거나, 간장병을 치료하기 위해 먹은 약으로 위장이 병드는 일들이 벌어지는 것이다.

물론 병의 진행이 빠른 극단적인 상황일 때는 세분화, 전문화된

응급치료가 필요하다. 하지만 극한 상황이 되기 전에 반드시 우리 몸의 전체 건강을 고려해야만 근본적인 치유가 가능하다.

● 증상만 완화시키는 치료의 위험성

현대의학은 왜 완치요법이 아닌 증상만 완화하는 대증요법에 주력하는 것일까? 대부분 질병의 원인을 제대로 모르기 때문이다.《고통 받는 환자와 인간에게서 멀어진 의사를 위하여》의 저자인 에릭 카셀 교수는 이렇게 말한다.

"현대의학은 항생제를 제외하고는 어떠한 환상적인 치료법도 질병의 원인에 직접 작용하지 않는다. 병원균이 문제가 되는 경우라고 해도, 그 병원균의 존재가 발병의 모든 원인이 아니다. (중략)예를 들어, 결핵균을 결핵의 원인으로 보는 것은 소박한 해석에 지나지 않는다. 이는 '필요조건'이기는 하지만 '충분조건'은 아니다."

현대의학은 대부분 질병의 원인을 제대로 파악하지 못하고 있고, 그나마 발병 원인으로 지목한 병원균이나 바이러스 등으로 인한 질병조차 그 원인은 하나의 기여 요인일 뿐이라는 지적이다.

병원에서 검사를 하면 대개 '무엇 때문에 이상을 보인다'는 검사 결과를 설명한다. 간기능이 저하되어 피로하다거나, 장내 염증으로 인해 통증이 있다거나, 체내 출혈로 인해 어지럽다거나 하는 진단결과를 설명한다. 하지만 이것은 엄밀히 보면 '결과'이지 발병의 '원인'

이 아니다. 간이 병들고, 염증을 일으키고, 출혈을 일으킨 원인은 분명 따로 존재한다.

결국 환자의 병든 상태를 보다 정밀하게 보는 기술은 발달해왔지만, 정작 왜 병이 생겼는지에 대해서는 제대로 답을 내놓지 못하고 있다. 정확한 발병 원인을 모르니 정확한 치료법도 알지 못한다. 즉 완전한 치유법을 제시하지 못한 채 '당신은 환자'라는 진단만 서둘러 하고 있는 셈이다.

어디에 이상이 있다는 것을 진단해내면 그나마 다행인지도 모른다. 지난날 병원에서 진단조차 나오지 않는 병으로 오랜 세월 투병했던 나처럼, 무슨 병인지 모르는 경우도 많기 때문이다.

● **환자 개개인을 이해하지 않는 획일적인 치료**

현대의학이 발병의 원인을 정확히 찾지 못하는 이유는, 우리 몸 전체에 대한 생리적 접근이 부족하고 질병 자체에만 집중하기 때문이다. 즉 병의 뿌리인 환자 개개인의 체질적 특징과 생활습관을 이해하려고 하지 않는다. 그 사람의 타고난 에너지장과 장부 에너지의 상호작용을, 과학이 입증하지 못했다는 이유로 외면하는 것이다.

우리는 모두 다르다. 어떤 사람은 선천적으로 소화력이 왕성하고, 어떤 사람은 소화력이 약해서 잘 먹지 않는다. 어떤 사람은 추위에 강하고, 어떤 사람은 더위에 강하다. 같은 음식을 먹어도 어떤 사람은 식중독에 걸리고, 어떤 사람은 멀쩡하다. 같은 환경에서 살아도 어떤 사람은 감기에 걸리고, 어떤 사람은 건강하다. 개개인의 타고난 체질이 다르고, 생활습관과 마음상태가 모두 달라서 치유력이 차이나기 때문이다.

하지만 현대의학은 우리 모두가 다른 체질을 타고나고, 다른 삶을 살아간다는 '개별성'에 주목하지 않는다. 그저 평균적인 통계에 매여 '무슨 병에는 무슨 약'이라는 식의 획일적인 처방을 한다. 같은 병명을 가진 수많은 환자들이 동일한 치료를 받다 보니, 부작용 피해가 더욱 늘고 있다.

현대의학은 부분의학이라는 태생적인 한계, 병의 뿌리인 환자 개개인에 대한 이해 부족, 근본 치료가 아닌 증상 완화에 주력하는 치료시스템으로 인해 약원병이나 의원병 환자를 계속 만들고 있다.

어린 시절 투병 당시, 나는 진단조차 나오지 않는 병에 처방된 신경안정제를 끊으면서 현대의학적 치료를 완전히 접었다. 결국 몇 년간 많은 병원을 전전하면서 이해할 수 없는 '희한한 환자'라는 꼬리표만 달았다.

'걸어다니는 시체'였던 의대생 시절

아픈 몸으로도 나름 열심히 공부해서 대전한의대에 입학했다. 나를 치유하는 것이 당시 삶의 목표였기에 자연스럽게 의학 쪽으로 관심이 갔다. 이미 내 병을 통해 현대의학에 실망을 거듭한 터라 한의학으로 눈을 돌린 것이다.

한의대에 입학할 무렵부터 호흡을 제대로 할 수 없는 증상이 생겼고, 다친 허리가 아파서 앉아 있기도 힘들었다. 수업시간은 인내력으로 버텼고, 집에서는 숨이 차 누워서 책을 볼 정도였다. 오랜 투병으로 외모는 중년에 가까웠다. 그런 내 모습을 본 동기생들은 중년에 입학한 늦깎이 학생인 줄 알았다고 한다.

수업을 근근이 들을 만큼 병이 깊었지만, 한의학 공부는 나를 매료시켰다. 한의학 이론과 동양철학 사상은 가슴이 벅찰 만큼 좋았다. 온 우주를 아우르는 생명관과 우리 몸의 전체 건강을 생각하는 치유관을 접하면서 '내 병도 반드시 나을 것'이라는 믿음이 생겼다. 그 희망은 힘든 투병 중에도 어려운 공부를 계속하게 한 원동력이 되었다.

20대 초반에 병색이 완연한 중년의 외모를 하고 있던 나는 어디를 가나 눈에 띄었다. 교수님들은 물론이고 동기생과 선배들로부터 '어디가 아프냐'는 질문을 수없이 받으면서 학교를 다녔다. 그러면서 자연스럽게 내 투병기가 입소문이 났고, 많은 분들에게 신세를 지게 되었다.

가장 먼저 한의대 교수님들이 직접 처방해주는 약도 먹고 침도 맞았다. 제사를 걱정하시는 그 마음까지 감안한다면 틀림없이 나을 거라고 믿으며 열심히 치료를 받았다. 하지만 전혀 도움이 되지 않았다. 그래도 낙담하지 않았다. 오랜 세월동안 많은 병이 극심했기 때문에 나으려면 시간이 걸릴 거라고 여겼다.

이후 한의학계에서 소문난 명의를 두루 찾아다니며 치료를 받았다. 다들 고개가 숙여질 만큼 훌륭한 분들이었다. 하지만 그 어떤 치료도 도움이 되지 않았다. 내 가슴을 뛰게 만드는 그 한의학의 이론에 정통한 명의들조차 내 병을 치료하지 못한다는 사실은 또다시 나를 깊은 수렁으로 밀어 넣었다.

의사가 되기는커녕 환자로 평생 살아야 한다는 절망감은 병세를 더욱 악화시켰다. 동기들 사이에서는 나는 이미 '걸어다니는 시체' 라고 불리고 있었다. 종종 자살을 떠올릴 만큼 암담한 시절이었다.

● **간절히 기도했던 투병의 날들**

"방학 때 고향 가는 길에 대구에서 이 분을 만나보면 좋겠다. 불치병을 치료한 임상 경험이 많은 분이라서 도움이 될 것 같아."

예과 2학년 무렵, 선배 한의사께서 나를 걱정하며 하신 말씀이다. 그분은 진맥에 능해 진단을 잘하기로 소문난 명의로, 배우려는 후배들이 줄을 잇는 대선배님이었다. 그분께 얼마간 치료를 받았지만 차도가 없자, 자기(磁氣)로 치료하는 대체의학자 구한서 선생님을 소개해주셨다. 선배 한의사들이 구 선생님에게 강의를 듣는다고 했다.

한 분야에서 일가를 이룬 의사이면서, 재야의 숨은 스승을 찾아다니며 쉼 없이 공부하는 선배의 모습에 고개가 숙여졌다. 이미 한의대생들 사이에서 신처럼 불리던 선배의 말이었기에 나는 망설임 없이 가보기로 했다. 어차피 그 어디에서도 희망이 없던 시절이었다.

그러는 사이 병세는 더욱 악화되었다. 얼굴은 신장투석증 환자처럼 부었고, 중증 통증 환자에게 보이는 청색증도 나타났다. 소화가 너무 되지 않아 명치 부위에 밤톨만한 덩어리가 잡히기도 했다. 나

중에 공부를 하면서 알게 된 사실로, 그것은 '심하석경(心下石硬 : 명치 아래 돌덩이 같은 딱딱한 덩어리)'이었다. 오래 두면 암이 될 수도 있었다. 병을 진단조차 하지 못하는 현대의학의 검사에 지쳐 있던 나는 병원에 검사를 받으러 가지도 않았다.

병세는 밤이면 더욱 심해졌다. 호흡 곤란과 기이한 복부의 움직임 때문에 뜬 눈으로 밤을 새울 때도 많았다. 나는 수많은 밤을 울고 지새우며 간절히 기도했다.

"살려주십시오. 살려주신다면 평생 아픈 이들과 고통을 함께 하겠습니다. 그들의 눈물을 닦아주고, 그 고통의 무게를 덜어주는 삶을 살겠습니다. 살려주십시오. 부디 살려주십시오."

이것만은 알아두자

현대의학,
안전하고 효과적인 치료 지침

1 치료의 긍정적·부정적 결과를 미리 알아보자

병원에서 치료를 시작할 때는 안전성과 효율성을 미리 충분히 검토해야 한다. 자신의 병이 어떤 질병인지, 의사가 권하는 치료법이 어떤 효과가 있는지, 또 어떤 위험성과 부작용 가능성이 있는지 등을 구체적으로 물어서 제대로 이해한 후 치료에 임하자. 위험성과 부작용의 가능성이 큰 치료라면, 보다 안전한 다른 치료법이 있는지 먼저 알아보아야 한다.

의료에는 완벽이란 없고 '최선의 방법'만 있을 뿐이다. 인간이 행하는 의료는 인위적인 것이므로 긍정적인 효과의 이면에 항상 부정적인 결과의 가능성이 존재한다. 의료행위의 목적은 부작용을 최소한으로 줄이면서 몸에 더 유익한 결과를 얻는 것이다. 환자와 보호자는 미리 예측할 수 있는 긍정적·부정적인 결과를 제대로 이해한 후에 최선의 선택이라고 판단되면 치료에 임하자. 언제나 치료의 주체는 환자다.

2 중병은 다른 의사의 재진단을 들어보자

병원에서 희귀, 난치, 불치 등으로 중병 진단을 받으면 다른 의사와 다른 의학으로 재진단을 받자. 응급상황이 아닌데 수술을 해야 하거나 4대 생활습관병(암, 뇌졸중, 심장병, 당뇨병)이라는 진단을 받을 때도 다른 의사에게 다시 진단을 받는 것이 좋다. 현대의학에서도 오진을 하는 경우가 적지 않기 때

1장. 나는 20년간 투병한 의사다 · 037

문이다. 이럴 경우 적어도 2명 이상의 의사에게 진단을 받는 것이 현명하다. 어느 병원에서 불치인 환자가 다른 병원에서 치료가 가능하다는 진단을 받는 경우도 있고, 현대의학으로 불치인 병이 한의학이나 대체의학으로 낫는 경우도 있다. 같은 질병에 대해서도 의사마다 견해가 다를 수 있고, 의학에 따라서도 치유 가능성이 다르다.

3 완치요법이 아닌 증상완화법은 신중하자

의사가 권하는 치료법으로 완치가 가능한지, 임시로 증상만 완화시키는 것인지를 제대로 알아보고 결정하자. 완치를 기대할 수 없는 상황에서 증상완화제만 평생 먹어야 하거나, 재발할 가능성이 높은 수술을 해야 하는 경우라면 매우 신중해야 한다. 어떤 약도 장기간 먹는 것은 몸의 균형을 깨고 부작용을 부추길 수 있다. 또한 아무리 간단한 수술도 예기치 못한 위험성이 도사리고 있다.

응급 상황에서는 증상완화법이 유용하지만, 만성병에 대한 증상완화법은 결코 진정한 치유에 이를 수 없다. 자칫 의원병이나 약원병의 가능성을 키울 수 있다. 병의 굴레를 완전히 벗기 위해서는 증상완화에 의존하는 치료법에서 벗어나서 발병의 원인을 없애야 한다는 것을 명심하자. 병원에서 완치를 기대하기 힘든 경우는, 바른 생활처방을 해줄 의사를 찾아 상담하면서, 생활치유에 적극적으로 임하는 것이 최선이다.

4 새로 등장한 검사, 신약, 첨단수술은 주의하자

생명이 위급한 응급상황이 아니라면, 신약이나 첨단수술 등 새롭게 등장한 치료법은 가급적 피하는 것이 좋다. 당장 효과가 있다고 해도, 나중에 어떤 부작용이 나타날지 모르기 때문이다.

새로운 효과를 자랑하며 등장한 검사법과 신약, 첨단 수술법이 부작용과 문제점 때문에 퇴출된 사례는 무수히 많다. 부작용과 후유증이 비교적 구체적으로 알려진 기존 치료법을 쓰는 것이 더 안전하다. 대부분의 신약과 첨단 수술법은 보험 적용이 되지 않아 고비용이라는 것도 문제다.

빠른 효과보다 근본적인 치유를 도모하자

병적 고통에서 빨리 벗어나기를 원하는 환자들은 효과가 빠른 치료를 선호한다. 그러다 보니 의사들은 과잉 투약과 과잉 수술을 하기도 한다. 가시적인 효과를 빨리 내기 위해 부작용의 가능성이 큰 위험한 치료법도 주저하지 않는 것이다. 오랫동안 병을 앓아온 환자가 치료를 시작한 후 빠르게 증상이 사라진다면, 대개 면역력을 저하시키는 위험한 치료일 가능성이 크다. 그로 인해 큰 부작용과 후유증에 시달릴 수도 있다.

빠른 효과가 아닌 몸의 전체 건강을 고려하면서 근원적인 완치의 길을 찾자. 병든 부분에 대한 공격적인 치료로 몸 전체의 건강을 해치거나, 과잉 치료의 부작용으로 인간적인 삶을 마비시킬 경우 치료의 의미가 없기 때문이다. 치료의 진정한 목표는 해당 질병을 없애는 것이 아니라 환자의 전체 건강이다. 그리고 단지 살아있는 기간을 늘리는 것이 아니라 인간적인 삶을 살도록 도와주는 것이다.

발병의 원인은 대개 환자의 생활 속에 있으므로 환자 스스로 의사가 되어 병의 뿌리를 없애는 근본적인 치유법을 실천하자. 결국 환자의 주체적인 의지와 적극적인 실천만이 가장 안전하고 효율적인 완치법이다.

2

자기요법으로 불치병을 치유하다

삶의 벼랑 끝에서 만난 한 대체의학을 통해 비로소 희망을 보았다. 병원에서 '이상한' 환자였던 내가 이상한 게 아니라는 사실도 알았다. 주류 의학의 한계를 넘어서는 새로운 희망과 만나면서 나는 마침내 치유의 길로 들어섰다.

마음까지 움직이는
의사를 만나다

"선생님, 제가 너무 이상하게 많이 아픕니다."

"그럴 수 있습니다. 모두 한번 말해보세요."

재야의학자 구한서 선생님을 처음 만난 날, 나는 수많은 증상과 투병의 이력을 모두 말했다. 호흡곤란, 기이한 복부의 움직임, 심하석경, 극심한 소화불량, 두통, 요통, 부종, 청색증…….

오랜 세월 많은 의사를 만나 증상과 병력을 말하면서 나는 점점 민망했었다. 전혀 이해받지 못했기 때문이다. 하지만 구 선생님은 내 모든 증상을 듣고 난 후 이상한 게 아니라고 하셨다.

"그렇게 이상한 증상들이 나타날 수 있습니다. 아니 이상한 게 아닙니다. 의학과 의료기기가 이해를 못하는 것뿐이지요. 동양의학의 이론을 인체에 적용하면 풀리지 않는 게 없어요. 하나씩 이상을 바로 잡아봅시다."

평온한 선생님의 답변을 들으면서 순간 가슴이 뭉클했다. 자신의 병적 고통으로 괴로워하는 모든 환자들처럼 나도 그저 환자일 뿐이다. 하지만 모든 의사들은 나를 특이하게 보았다. 처음 보는 증상이라고, 의학 교과서에 없다고, 검사결과는 정상이라고, 진단조차 할 수 없다고 '이상한' 환자로만 여겼다. 그래서 어느 순간부터 나도 모르게 죄인의 심정이 되어갔다. '병든 죄인'이 되어 살아왔다는 것을, 구 선생님의 말씀을 들으면서 깨달았다.

누군가에게 내 고통을 이해받는다는 것만으로도 울컥할 만큼 감사했다. 그리고 어렴풋이 예감했다. 마음마저 움직이는 훌륭한 의사를 만났다는 것을. 그분의 도움으로 치유될 수 있다는 것을.

● **2주만에 혈색이 좋아지다**

독학으로 동양의학을 섭렵한 구한서 선생님은 오랜 세월 연구를 거쳐 '한서자기요법'을 만드셨다. 한서자기요법은 동양의학에 뿌리를 둔 새로운 개념의 기(氣)의학이다. 기순환을 원활히 하여 몸 전체의 장부 에너지의 균형과 조화를 찾아 병든 기관을 회복시키는 것은, 한의학을 비롯한 모든 기의학의 치료 메커니즘이다. 단, 구 선생님의 치료법은 진단방법과 치료도구가 일반적인 한방치료와 다르다. 기를 움직이는 치료도구로 약이나 침이 아니라 자석으로 만든 조절기를 쓰고, 오운육기학(五運六氣學)을 응용한 체질분류를 진단에 이용한다.

구 선생님의 진단 결과, 나는 심장에 정기(正氣 : 좋은 기)가 약하고 간에 사기(邪氣 : 나쁜 기)가 강한 체질로, 간 경락의 비정상적인 열이 위장과 대장에 열을 증가시킨 상태였다. 심장의 정기를 강화하고 간의 사기를 눌러 몸의 균형을 찾는 것이 치료의 방향이었다.

선생님은 발병의 원인을, 어혈이 다리에 뭉치고 척추가 너무 틀어진 것을 주된 원인으로 꼽으셨다. 2, 3, 4번 요추가 너무 비뚤어져 척추 측만의 정도가 심각하다 보니 온몸이 엉망이 되었다는 설명이었다. 선생님의 설명을 한의학도인 나는 바로 이해할 수 있었다.

진단이 끝닌 뒤, 대구에 머물면서 2주 동안 치료를 받았다. 전체 증상이 눈에 띄게 호전되지는 않았지만 혈색은 좋아졌다. 신장투석을 받는 환자처럼 푸석푸석하게 붓고, 통증이 심각한 환자에게 나타나는 청색증까지 겹쳐 병색이 완연했는데, 푸른 기가 많이 가시고 혈색이 좋아진 것이다. 숨을 쉬기도 약간 편안해졌다.

"와! 낫고 있네. 아주 조금이지만 분명히 나아지고 있어. 그동안 수많은 치료를 받았지만 약간이라도 호전의 기미를 보였던 적은 없었잖아. 드디어 나를 살려줄 치료법을 찾았네. 그래, 나을 거야. 반드시 나을 거야."

나는 구 선생님께 처음 치료를 받은 후 나을 수 있다는 확신이 들었다. 선생님 역시 낫는다고 말씀해주셨다. 나중에 내 병이 많이 치유된 후에 들은 이야기로는, 선생님도 처음 나를 보셨을 때 내심 많이 놀라셨다고 한다. 나 같은 증상의 환자는 처음이었고, 살아 있다는 게 신기할 정도로 병이 위중한 상태였기 때문이다. 특히 제멋대로 움직이는 복부 근육을 보면서 미치지 않고 온전한 정신으로 버티고 있다는 게 안타까웠다고 하셨다.

하지만 선생님은 그런 마음을 내보이지 않으셨고 담담하게 치료에 임하셨다. 그 치료법은 나를 매료시킨 한의학의 이론을 임상에서 제대로 적용한 것이었다. 길고 긴 투병 끝에 나는 드디어 희망의 빛을 보았다. 건강한 시절에 대한 기억조차 흐릴 만큼 너무 오래, 그것도 너무 기이하게 아팠던 나는 비로소 치유의 길로 들어설 수 있었다.

내 몸을 살린
기적의 자기요법

나는 치료와 동시에 자기요법을 공부하기 시작했다. 한의학을 처음 공부할 때처럼 가슴이 뛰었다. 한서자기요법은 동양의학에 뿌리를 둔 새로운 개념의 기의학(氣醫學)이다. 기(氣)란 동양의학에서 생명에너지를 지칭하는 것으로, 우주 만물을 구성하는 기본 물질이자 세상과 인체를 움직이는 근원적인 힘을 일컫는 말이다.

한서자기요법의 뿌리인 동양의학의 기본이 되는 기(氣)론은, 우주 만물을 에너지로 보는 현대의 양자물리학과도 맥이 통한다. 오늘날의 물리학은 우주 만물이 모두 에너지이고, 하나의 에너지장으로 연결되어 있다는 것을 밝혀냈다.

우주가 있고, 지구가 있고, 인간이 있다. 그리고 우리 인체에는 장기가 있고, 세포가 있고, 원자가 있고, 그리고 에너지가 있다. 우리 몸은 고체처럼 보이지만 고성능 전자현미경으로 보면, 거대한 에너지가 진동하는 모습을 볼 수 있다. 아무리 단단해 보이는 물체라고 해도 그것을 궁극적으로 구성하는 것은 오직 에너지라는 말이다. 동양의학에서 말하는 우주 만물을 이루는 기는 현대 물리학에서 말하는 에너지와 같은 개념이다.

● 인간의 몸은 자기(磁氣)의 영향을 받는다

구한서 선생님은 동양의학에서 말하는 기의 실체를 자기(磁氣)라고 규정하고, 독창적인 기의학인 자기요법을 창안하셨다. 자기란 밀고 당기는 작용을 하는 자석 특유의 물리적 성질을 말한다. 구한서 선생님이 정립한 자기론의 핵심은 이렇다.

"지구는 하나의 거대 자석이다. 그래서 방향을 알아보기 위해 나침반을 쓸 수 있다. 지구를 중심으로 거대 자기장(자기력이 작용하는 공간)이 형성되어 있고, 인간은 태어나면서부터 중력의 영향을 받듯이 자기력의 영향을 받는다. 지구의 평균적인 자기장 강도는 0.5가우스(gauss)로, 자기장의 변화는 지구 생태계와 날씨, 인간의 건강에 영향을 미친다.

자기장은 지구에만 존재하는 것이 아니다. 우주의 모든 공간에도 보이지 않는 자기장이 형성되어 있다. 우주의 모든 천체가 조화로운 질서를 유지하면서 움직일 수 있는 것은 자기의 미는 힘(척력 : N극)과 당기는 힘(인력 : S극)이 있기 때문이다.

우주의 삼라만상은 생성, 운동, 변화, 소멸하면서 움직인다. 세상 만물의 움직임은 근원을 따져보면 결국 미는 힘과 당기는 힘으로 압축할 수 있다. 그 척력과 인력이 항상 공존하면서 가장 명확하게 나타나는 대표적인 것이 바로 자석이다. 따라서 자기작용의 미는 힘과 당기는 힘은 곧 우주의 운동법칙이며, 우주의 모든 존재와 현상은 우주공간을 가득 메운 자기성을 모태로 해서 생성과 소멸작용을 한다.

자기의 성질, 즉 N·S의 상호작용에 따라 생명력이 있는 모든 물체는 양극성이 있다. 소우주인 우리 몸 역시 미세한 자성체(磁性體)이다. 인간을 비롯한 세상의 모든 생명체는 우주 공간에 가득한 공간 자기와 각 개체 고유의 생체 자기의 공명작용(共鳴作用)에 힘입어 생명력을 발휘한다. 따라서 자기를 의학적 도구로 삼아, 우주의 공간 자기를 인체의 생체 자기와 효과적으로 공명하면 병을 다스리고 건강을 도모할 수 있다."

기의 실체를 자기(磁氣)로 인식한 구한서 선생님은 자기요법의 기본 이론을 세웠고, 오랜 연구 끝에 자석을 이용한 치료기구인 자기조절기를 개발하셨다. 조절기를 이용해 인체의 생명에너지인 기를 조절하고 병을 다스리는 치료법을 창안하신 것이다. 한서자기요법은 N극에서 S극으로 흐르는 자기의 흐름, 즉 에너지의 흐름을 이용해 인체의 원활한 기혈(氣血)순환을 도모하고 질병을 치료하는 새로운 대체의학으로 세상에 태어났다.

자기요법의 모태가 되는 동양의학에서는, 우리 몸에는 오장육부(동양의학에서 내장의 통칭)가 있고, 각 장부 간에 상호 작용하는 기(氣)가 있어 머리끝부터 발끝까지 연결되어 있다고 본다. 머리, 눈, 코, 입, 귀, 팔, 다리, 관절, 피부, 근육, 머리카락 등 인체의 각 기관과 장부는 독립된 것이 아니라 모두 오장육부의 지배를 받는다는 이론이다.

내외적 발병 요인에 의해 체내의 좋은 기인 정기(正氣)가 약해지거나 나쁜 기인 사기(邪氣)가 강해지면, 오장육부의 균형이 깨지고 기가 정체하여 물질적인 이상을 부추겨 질병으로 나타난다는 것이 동양의학의 질병관이다.

자기요법의 질병관도 동일하다. 따라서 치료의 기본 방향은, 자기(磁氣) 조절을 통해 우리 몸의 각 장부가 제 역할을 다하도록 에너지의 균형과 조화를 찾는 것이다. 장부 에너지가 상호 조화를 이루게 해서 인체의 이상을 종합적으로 바로 잡을 때, 비로소 근본적인 치료가 된다고 보기 때문이다. 종합적인 유기체로서 우리 몸 전체를 보고 인체의 균형을 도모하는 전체의학이야 말로, 부분의학인 현대의학의 한계를 극복할 합리적인 대안이다.

인간과 세상의 모든 존재물에는 에너지장이 있다. 우리 몸에도 각 장부의 에너지가 상호작용을 한다. 이런 에너지장을 외면한 치료에는 분명 한계가 있다. 하지만 현대의학은 기를 제대로 인정하지 않는다. 현재의 과학 이론으로 입증하지 못한다고 해서 기가 없는 것이 아니다. 아직 과학이 밝혀내지 못했을 뿐이다.

나는 자기요법으로 치료하고, 또 공부하면서 점점 빠져들었다. 수천 년을 이어온 동양의학에서 파생된 또 하나의 새로운 의학을 탐구하는 일은, 투병의 고통을 잠시라도 잊게 할 만큼 가슴이 벅찼다.

미국 학계의 자석치료 연구결과

대체의학에 대한 연구가 활발한 미국에서는 자석을 이용한 치료에 관심을 갖고 임상연구가 이루어지고 있다. 몇몇 대학에서 발표된 일부 연구결과를 보면 다음과 같다.

- 자석을 붙이면 통증이 감소하고 상처가 빨리 치유된다(브라운 대학·베일러 의대·버지니아 대학 연구팀)
- 자석 치료가 정신분열증 환자의 환청 감소에 도움을 준다(예일 대학 연구팀)
- 자기(磁氣) 자극이 우울증 환자의 치료에 도움을 준다(플로리다 대학 연구팀)

- 후천성 소아마비 환자 50명을 대상으로 한 임상실험 결과, 자석을 붙인 후 통증이 감소한다(베일러 의대 연구팀)
- 만성 골반통증 여성 환자를 대상으로 한 임상실험 결과, 자석을 붙이고 나서 3주 후 실험 대상의 60%가 통증이 감소한다(테네시 대학 연구팀)
- 요통, 관절염, 섬유근 통증 환자를 대상으로 한 임상실험 결과, 자석을 붙인 후 실험 대상의 60%가 통증이 감소한다(버지니아 대학 연구팀)

위의 연구보고는 자석을 이용한 치료가 인체에 긍정적인 변화를 준다는 것을 밝힌 의미 있는 임상 결과들이다. 하지만 대부분의 임상실험이 단지 자석을 인체에 붙이거나 자기장에 노출시키는 수준이다. 이 방법은 현대의학의 일반적인 치료처럼 증상을 완화하는 효과를 기대할 수 있는 정도다. 자석이 통증을 개선하는 것은 자석을 붙이는 부위의 에너지 흐름이 부분적으로 정렬되기 때문이다.

한서자기요법에서도 보조요법으로 증상이 심한 곳에 자석을 붙이지만, 주된 치료법은 개개인의 장부 특성을 진단해서 전체 장부가 균형을 이루도록 자기조절을 하는 것이다. 체질에 맞추어 전체 조직과 세포에 자기(磁氣)의 영향이 미치도록 하므로 부분적인 대증요법보다 더욱 효율적이다. 개별적이고 보다 근원적인 치유법인 셈이다. 향후 국내외 학계에서 자석치료에 대한 연구가 더 구체적으로 이루어지기를 바란다.

운기체질,
나만의 체질을 찾다

한서자기요법의 또 하나의 큰 특징은 개개인의 고유한 특성, 즉 체질을 파악해 치료를 한다는 것이다. 같은 병도 체질이 다르면 치료법이 달라진다. 이 점 또한 동일한 병을 가진 환자는 같은 치료법을 쓰는 현대의학과 다른 부분이다.

자기요법의 체질 분류는 사람의 특징을 몇 부류로 나누어 보는 기존 체질론과는 다르다. 오장육부의 불균형으로 병이 생기는 것이므로, 그 사람의 타고난 장부의 허실(정기가 약한 허증 장부, 사기가 강한 실증 장부)을 알아내는 것이 곧 체질 진단이다.

자기요법에서는 인간은 타고난 체질인 자신의 고유 에너지 안에서 평생을 살아간다고 본다. 그래서 대부분의 질병을 체질병이라고 규정한다. 한서자기요법이 강조하는 체질 진단의 중요성은 이렇다.

사람은 서로 다른 고유한 특성을 타고난다. 선천적으로 타고나는 그 본질적인 특성을 가리켜 체질이라고 한다. 우리는 얼굴 생김새만큼이나 장부의 기(氣) 또한 서로 다르다. 심장의 기, 간의 기, 폐의 기 등 사람마다 타고난 각 장부의 에너지 우세가 다르다는 말이다.

타고나길 간의 기가 강한 반면 폐나 비장의 기가 약한 사람이 있는가 하면, 폐의 기가 강한 반면 심장과 간의 기가 약한 사람도 있다. 어느 장부의 기가 상대적으로 약하게 태어났다고 해도 병은 아니고, 그 사람의 고유 에너지다. 자신의 체질 내에서 고유 에너지로 인체 생리를 유지해간다.

하지만 살다 보면 병을 일으키는 여러 요인과 만나게 된다. 나쁜 환경, 잘못된 식생활, 운동 부족, 과로, 정신적 스트레스 등의 발병 요인이 생기면 사람마다 정기가 약한 장부(허증(虛證) 장부)나 사기가 강한 장부(실증(實證) 장부)에서 가장 먼저 병적 현상이 나타난다. 아프면 소화부터 안 되는 사람이 있는가 하면, 아프면 두통부터 오거나 변비부터 생기는 사람이 있는 등 차이를 보이는 것은 타고난 장부의 특성이 다르기 때문이다.

정기가 약한 장부나 사기가 강한 장부에서 이상이 생기면, 하나의 유기체로 연결된 우리 몸 전체의 균형이 깨지면서 차차 다른 장부와 기관에도 영향을 준다. 우리 몸을 나무로 비유하면 오장육부는 뿌리에 해당하고 사지관절, 머리, 피부, 얼굴의 눈, 코, 입, 귀 등은 잎과 같다. 뿌리인 오장육부의 에너지가 사지관절로 전해져서 움직이는 것이므로, 말단의 병도 장부부터 치료해야 한다. 뿌리가 튼튼해야 잎이 무성한 것과 같은 이치다. 우리 몸을 부분적으로 치료해서는 결코 근원적으로 치유할 수 없다.

비교적 건강하게 타고난 장부로 확산된 병이라고 해도, 병의 시작은 선천적으로 타고난 허증 장부와 실증 장부에서 비롯된 것이다. 개개인의 체질 파악을 중요시 하는 것은 이 때문이다. 그 사람의 체질을 정확히 아는 것, 즉 타고난 각 장부의 기를 파악하는 것이 바로 자기요법의 진단법이다.

자기요법에서는 우주의 일부인 인간은 우주의 운행 법칙에 따라 고유 체질이 만들어진다고 본다. 우수 천체의 영향을 받아 개개인의 오장육부의 에너지장이 형성된다는 말이다. 인간은 대자연, 즉 우주의 영향권에서 살고 있다. 우주는 일정한 질서 속에서 운행되고 순환을 반복한다. 해가 지면 달이 뜨고, 겨울이 가면 봄이 오고, 달이 차면 기우는 것은 대자연의 순리이자 태고 적부터 반복되어 온 순환 법칙이다.

우주의 운행 법칙에 따라 반복되는 사계절, 주야, 삭망 등의 주기성은 인간과 지구상의 모든 존재에 영향을 준다. 달이라는 하나의 천체를 예로 들어도, 달이 지구와 얼마나 가까이 있느냐에 따라 지구의 모든 생물은 영향을 받는다. 자기요법은 우주의 운행 법칙 속에서 형성되는 개개인의 체질을 강조한다. 그 체질론의 핵심은 이렇다.

"완벽한 질서를 갖고 운행되는 우주, 즉 천체의 움직임은 생명체가 엄마의 뱃속에서 입태되는 순간부터 태어날 때까지 영향을 준다. 정자와 난자가 만나 하나의 생명체를 만드는 입태의 순간, 우주 전체의 기를 받아 고유의 체질이 만들어지는 것이다. 우주의 운행 법칙 속에서 태어난 소우주가 바로 인간이다. 인간은 독립된 소우주로서 자신만의 고유 체질로 입태와 출생을 한다."

우리는 우주 속에서 빚어진 생명체이며, 드넓은 우주와 끊임없이 기를 교류하며 살아간다는 것이 자기요법의 생명관이다. 온 우주는 하나로 연결되어 에너지를 주고받고 있다는 현대 물리학의 과학관과도 일맥상통한다.

● 동양의학의 진수 : 오운육기학

자기요법의 체질론은 동양의학의 이론인 오운육기학(五運六氣學)에 뿌리를 두고 있다. 오운육기학은 동양 최고의 의서인《황제내경》(黃帝內經 : 중국의 가장 오래된 의서)의 주요 이론으로 대자연의 변화에 따른 질서를 체계적으로 정리한 학문이다. 순환 법칙의 반복 현상인 우주를 이해하고 실생활에 적용하고자 한 수학적 도구라고 할 수 있다. 줄여서 '운기'라고 부른다.

운기학은 자연현상을 근거로 천체 운행에 따른 환경의 변화가 지구에 미치는 영향을 설명한 것으로, 대자연계의 변화가 인간과 만물에게 미치는 영향을 생활 전반에서 이용한 이론이다. 특히 의학 분야에서는 질병의 예방과 치료라는 의료적 목적으로 쓰여 왔다. 즉 인간의 건강과 질병의 발병, 악화, 호전 등을 자연과 더불어 연구한 것이 곧 운기학이다.

운기학을 토대로 한 자기요법은 개개인의 체질을 알아보는 기준으로 우선 출생일을 본다. 그 사람이 태어난 날의 운기를 통해 체질, 즉 온 우주의 기를 받아 형성된 개인의 장부의 특성을 알아보는 것이다. 유구한 세월 속에서 축적된 경험을 바탕으로, 언제 태어난 사람은 장부의 기가 어떻다는 것을 체계화한 것이 운기체질학이다.

구한서 선생님은 운기학을 《황제내경》의 핵심이자 동양의학의 기본 이론이라고 강조한다. 그러나 이 탁월한 이론을 후대는 제대로 계승하지 못하고 있다. 우주 천체의 움직임이 인체에 어떤 영향을 미치고 체질 형성에 어떻게 관여하는지를 구체적으로 증명할 길이 없기 때문이다. 과학적으로 측정하기 어렵다는 이유로 뒷전으로 밀려난 운기는 오늘날 '신비' 혹은 '미신'으로만 여겨지고 있다.

운기학은 철저하게 자연을 관찰해 태어난 학문으로 우주의 천체가 일정한 법칙 안에서 운행된다는 것을 간파한 이론이다. 그리고 우리가 광대한 우주와 연결되어 있고, 그 우주의 무한한 영향을 받으며 살아간다는 것을 인식한 고차원의 과학이다. 구한서 선생님은 자기요법을 통해서 인간과 우주의 기운이 상호작용하고, 인간이 대우주의 운행법칙에 상응하는 소우주라는 것을 입증할 수 있다고 보셨다.

세상 만물의 유기적 연관성과 우주 전체의 에너지 흐름에 대한 통찰에 나는 감탄했다. 우주와 나는 하나로 연결되어 있다. 온 세상이 하나라는 자각은, 오랜 투병으로 얻은 고립감을 조금이라도 덜어주었다.

독창적이고 효율적인
자기경락조절

•

    구한서 선생님의 체질론의 또 다른 특징은, 우리 몸의 좌측과 우측의 제질 개념을 따로 보는 것이다. 우리 몸은 '좌양우음(左陽右陰)'을 이룬다는 것이 한서자기요법의 음양론적 체질관이다.

    좌우체질론에 따라 인체를 음양으로 나누어볼 때, 음(陰)인 우(右)는 금(金)의 속성을 지니면서 입태 시의 운기의 영향을 받아 선천 우측 체질을 형성하고, 양(陽)인 좌(左)는 목(木)의 속성을 지니면서 출생 시의 운기의 영향을 받아 후천 좌측 체질을 형성한다고 본다. 좌우체질론은 실제 임상에서 중요하게 쓰이고 있다.

    좌우의 서로 다른 체질이 상호 보완적으로 작용하면서 생명을 유지한다는 시각은 한의학계에서 크게 주목받기도 했다. 개개인의

'중립장부'를 찾아 임상에서 적극 활용한 것도 동양의학사상 최초의 일로 큰 관심을 받았다.

중립장부란 저울의 중심점처럼 그 사람의 고유 에너지장의 중심을 잡아주는 장부를 말한다. 사람마다 오장육부 사이의 중립을 유지하는 장부가 각각 존재하고 그 중립장부를 축으로 해서 나머지 4개 장부가 상호대립과 보완작용을 한다는 것이 중립장부론이다.

기존 한의학에서도 오행 가운데 토(土)를 중심으로 보는 개념은 있다. 그러나 이것은 모든 사람에게 공통되는 인체 생리의 기초라고 할 수 있다. 자기요법에서 말하는 중립장부는 기가 움직이거나 반전할 때 중심을 잡아주는 역할을 하는 장부를 일컫는다.

좌우의 허증(虛症) 장부와 실증(實症) 장부를 매개하는 역할을 하는 중립장부는 사람마다 모두 다르고, 몸의 좌우에 각각 따로 존재한다는 것이 자기요법의 독창적인 인체관이다. 이 중립장부론 역시 환자의 진단 및 치료에 중요한 지표가 되어 요긴하게 쓰이고 있다.

● **자기경락조절기로 기의 흐름을 바꾸다**

구한서 선생님은 묻혀 있던 오운육기학을 세상에 꺼내 재조명하고, 개개인을 제대로 이해할 수 있는 독창적인 체질론을 세우고, 임상에서 쉽게 이용할 수 있는 체계를 만드셨다. 그리고 자기경락조절기를 개발하셨다.

자기원에서 쓰는 치료기구인 자기경락조절기는 의료용으로 개발한 자기발생기다. 조절기는 자석의 N·S극을 이용해, 나쁜 기인 사기(邪氣)를 누르는 '사법(瀉法)'과 좋은 기인 정기(正氣)를 북돋우는 '보법(補法)'을 자유롭게 쓸 수 있는 간편한 의료 기구다.

자기요법의 치료 과정은 매우 간단하다. 우선 정확한 체질 분석을 하는 진단의 과정이 이루어진다. 운기학을 기초로 해서 만들어진 체질분석 시스템을 통해, 개인의 출생일을 입력하면 1차 체질 분석 결과를 얻을 수 있다. 그 후 자기조절기를 이용해서 장부의 기의 변화를 점검하는 몇 단계의 검증을 거쳐서 정확한 체질을 찾아낸다. 운기체질을 알면 개개인의 타고난 장부의 특징과 함께 질병의 출발점이 된 허실 장부를 알 수 있다.

체질 분석 결과를 토대로 본격적인 치료인 자기경락조절을 한다. 우리 몸에는 기가 흐르는 길인 경락(經絡)이 있다. 그 경락을 따라 자기를 불어넣는다. N극에서 S극으로 흐르는 자기의 흐름을 이용해 기혈(氣血) 순환을 도모하는 것이다.

자기조절기를 붙이는 자리는 사람마다 다르다. 개개인의 체질에 맞추어 오장육부와 연결된 특정 경락에 14개의 조절기를 붙인 후, 일정한 자장을 형성해 원활한 기혈 흐름을 도모한다. 자기조절기를 붙이면 해당 경락과 연결된 장부의 기가 일시적으로 활성화되고, 조절을 계속하면 단계적으로 장부의 기가 정상화되면서 병적 이상을 바로잡게 된다.

원활한 기혈순환을 통해 오장육부의 균형을 잡고 질병을 치유하는 것은, 동양의학의 기본적인 치유 메커니즘이다. 한의학을 비롯한 모든 기(氣)의학은 인체의 기, 즉 에너지의 소통을 원활히 해서 질병을 치료한다.

자기요법이 다른 점은, 기순환을 도모하는 의료 기구로 침이나 약이 아니라 자석을 이용해 만든 자기조절기를 쓴다는 것이다. 운기체질 분류를 통해 개개인의 타고난 장부의 특징을 바탕으로 병을 진단한다는 것도 다르다. 개개인의 에너지장이 균형을 이루는 데 핵심이 되는 중립장부는 손대지 않고 나머지 장부로 보법과 사법을 쓴다는 것도 한의학의 일반적인 치료법과 다른 점이다.

자기요법의 치료 과정은 간단하다. 그러나 그 치유메커니즘을 낳은 이론은 심오하고, 치료법은 독창적이다.

음양오행과 오장육부

- **음양오행 (陰陽五行)**

동양의학 및 철학의 근본 이론으로 세상 만물의 속성과 운행 원리를 설명하고 인체를 파악하는 기본 골격이다. 음과 양은 세상 어디에나 존재하는 상대적인 두 힘의 표현 방식으로, 서양 과학의 플러스(+) 마이너스(-)나 자기의 N극 S극이 모두 음양의 또 다른 표현방법이기도 하다. 음과 양은 서로 상대적이지만 협조하고 보완하는 관계다.

음양(陰陽)이 사물의 본질을 이루는 기본 속성이라면, 오행(五行)은 음양을 더 세분화해서 표현한 것으로 상생(相生)과 상극(相剋)의 관계 속에서 형성되는 생성과 변화의 기본 원리를 말한다.

동양철학 이론에 의하면 무극(無極)에서 태극(太極)이 되고 다시 음(陰)과 양(陽)이 만들어진다. 또다시 분합작용을 거쳐 만들어진 다섯 개의 새로운 성질이 바로 오행(五行)이다. 오행설은 우주만물을 구성하는 다섯 물질인 목(木), 화(火), 토(土), 금(金), 수(水)의 상호관계에 따라 모든 현상을 판단하는 것이다. 세상 만물이 아무리 많아도 오행의 성질로 나누어 볼 수 있다. 음양오행의 상호작용을 파악하면 사물의 본질과 현상을 설명할 수 있다.

- **오행의 상생상극**

만물의 구성요소인 오행은 고정적이고 불변적인 개념이 아니므로 상호 간에 돕고 견제하면서 변화해간다. 서로 도와주는 작용을 '상생(相生)',

서로 저지하고 견제하는 작용을 '상극(相剋)'이라 한다.

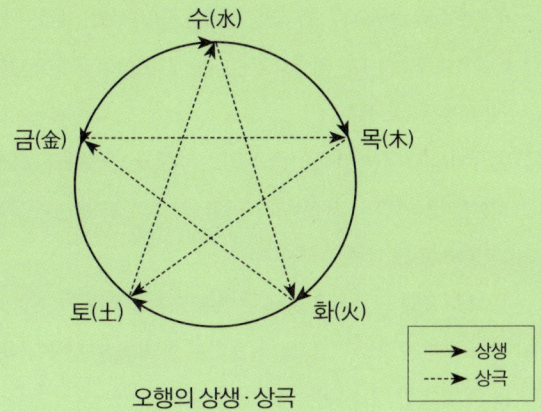

오행의 상생·상극

- **오장육부(육장육부)**

우리 몸에서 중요한 역할을 하는 내장기관을 일컫는다. 일반적으로는 오장육부(五臟六腑)라는 개념을 주로 쓰지만, 유형지부(有形之府)인 오장(간, 심장, 비장, 폐, 신장)에 무형지부(無形之府)인 심포를 넣어 육장육부(담, 소장, 삼초, 위, 대장, 방광)라고 인식하기도 한다.

동양의학에서 육장육부는 장기 자체만 일컫는 것이 아니라, 해당 장기의 에너지와 그 장기와 관련된 기능을 통틀어 말한다. 서양의학에서 말하는 생리·해부·조직학적 차원의 장기보다 광범위한 개념이다. 우리 몸에서 육장육부의 구체적 역할은 다음과 같다.

- **육장 (六臟)**
  - 간(肝) – 목(木)장부

    장군의 장부로서 혈액 저장과 전신의 혈량 조절, 체내 각종 대사를 주관한다. 외부 자극에 대한 반응을 담당하고, 소화기능과 담즙 분비, 배설을 돕는다. 인대와 손톱, 눈에 그 상태가 나타난다.

  - 심(心) – 화(火)장부

    임금의 장부로서 혈액 운행과 혈관 계통을 관리하고, 정신이나 사유, 감정을 관장한다. 땀 분비와 관련되며 혀에 그 상태가 나타난다.

  - 비(脾) – 토(土)장부

    곡식 창고와 같은 역할을 하는 장부로서 음식물의 소화 대사와 수분 대사를 주관하고, 혈액을 통솔하며 출혈을 방지한다. 근육 및 사지와 관계되며, 그 상태는 입이나 입술에 나타난다.

  - 폐(肺) – 금(金)장부

    재상의 장부로서 호흡을 담당하고, 전신의 기 호흡을 주관한다. 심장을 도와 혈액순환을 조절하고 호흡작용으로 혈액을 정화한다. 피부를 윤택하게 하고, 그 상태는 코나 목소리로 나타난다.

  - 신(腎) – 수(水)장부

    발육과 생식을 주관하고, 호르몬 대사에 관여한다. 노폐물을 걸러 인체의 모든 수액대사에 관여하고, 뼈와 골수 생장을 주관한다. 그 상태가 머리카락과 귀, 소변의 반응으로 나타난다. 특히 한서자기요법에서는 우리 몸에서 신장의 역할에 비중을 두고 있다. 오장 전체 기능에 관여하는 나무로 말하면 뿌리에 해당되는 장부로 좌우 신장의 역할을 각각 다르게 본다. 우신(右腎)은 심포를 도와 조혈기능에 관여하고, 좌신(左腎)은 심장을 도와 순환기능에 관여한다.

• 심포(心包)

무형의 장부. 심장을 싸고 있는 막으로 심장 기능을 대행하는 역할을 하고 혈액 대사에 관여한다.

● **육부(六腑)**
• 담(膽) – 간과 음양 관계. 간의 대사를 도움. 담즙 분비. 지방 대사에 관여한다.
• 소장(小腸) – 심장과 음양 관계. 소화된 음식물을 흡수하고 영양분과 찌꺼기 분리에 관여한다.
• 위(胃) – 비장과 음양 관계. 음식물의 소화 대사에 관여한다.
• 대장(大腸) – 폐와 음양 관계. 음식물 찌꺼기를 이동, 대변 배설 작용에 관여한다.
• 방광(膀胱) – 신장과 음양 관계. 소변 저장과 체외 배출에 관여한다.
• 삼초(三焦) – 심포와 음양 관계. 무형의 장부로 혈액 대사에 관여하고 기를 주관한다. 상초(上焦)는 인체 상부의 기운을 관할하고 호흡과 순환 작용에 관여한다. 중초(中焦)는 인체 중부의 기운을 관할하고 소화와 흡수작용에 관여한다. 하초(下焦)는 인체 하부의 기운을 관할하고 배설작용에 관여한다. 기의 운행 면에서는 가장 중요한 기관으로, 유형의 장부를 무형의 장부인 삼초가 모두 관장하고 있다. 무가 유를 지배하고 있는 격이다.

투병 중에 새로운
치유법을 만든 천재 의사

　구한서 선생님도 한때는 죽음과 마주했던 불치병 환자셨다. 그 고통이 선생님의 천재성을 깨워 자기요법을 만드는 힘이 되었다. 한의사였던 선친의 영향으로 선생님은 젊은 시절부터 기(氣), 즉 생명의 본질이자 세상 만물을 움직이는 힘의 실체에 대해 공부하셨다. 틈만 나면 동서양의 의학서와 철학서를 두루 보신 것도, 동양학의 뿌리인《주역》에서부터《황제내경》을 수십 차례 보신 것도 기에 대한 관심 때문이었다. 독학으로 동양의학의 이론을 깨친 선생님이 자기요법을 연구하게 된 것은, 당신의 삶을 마비시켰던 난치병의 고통에서 벗어나기 위해서였다.
　젊은 시절, 선생님은 건강했고 큰 회사를 경영하는 성공한 기업인이셨다. 그런데 갑자기 원인을 알 수 없는 부스럼과 통증이 나타났고, 온갖 치료를 했지만 병세는 악화되어 갔다. 머리카락과 몸의 털이 모두 빠지고, 온몸이 망가질 대로 망가져 언제 죽음이 닥칠지 모르는 상황에 이르렀다.

그런 상황에서도 선생님은 치료법을 찾기 위해 책을 놓지 않았고, 마침내 섬광처럼 머리를 깨우는 글귀를 보셨다. 의상대사가 쓴 법성게의 한 구절인 '일미진중함시방 일체진중역여시(一微塵中含十方 一切塵中亦如是)'이다. 티끌 같은 입자 하나에 온 세상 진리가 모두 담겨 있고, 낱낱의 모든 티끌마다 우주가 다 들어 있다는 뜻이다. 온갖 정보를 담을 수 있는 티끌이고, 우주 만물을 움직이는 근원적인 힘이라면, 바로 자기(磁氣) 입자라는 생각이 번개처럼 떠올랐던 것이다.

'기'의 실체가 '자기'라고 판단한 선생님은 세상을 움직이는 힘의 실체를 눈으로 볼 수는 없지만, 자기의 힘으로 질병을 치유함으로써 그 보이지 않는 실체를 검증할 수 있다고 여기셨다. 한서자기요법은 그렇게 태어났다.

자기요법의 첫 번째 임상 대상은 당연히 선생님 자신이었다. 《황제내경》의 운기학 이론을 활용해 초보적인 체질분류를 한 후 인체의 기가 흐르는 길인 경락에 자석을 붙여 자기력을 불어넣었다. 그렇게 여러 날이 지나자, 신기하게 머리카락이 솟아나기 시작했고 진물이 나던 피부도 진정되었다. 통증도 가라앉기 시작했고, 심신이 점차 회복되어 갔다.

자기요법의 첫 번째 임상시험은 성공적인 결과를 낳았고, 참담한 병자로 지냈던 오랜 투병생활도 끝내셨다. 세상 만물을 움직이는 힘의 근원이 바로 자기임을, 인간의 생로병사를 주관하는 에너지가 생체자기라는 것을 더욱 확신하게 되셨다.

그 후 우주의 운행 질서 속에서 만들어지는 개개인의 체질인 운기체질 분류법·우리 몸의 좌우체질 구분법·동양의학사상 최초로 밝힌 중립장부론의 정립, 자기장을 형성하는 의료용 자기조절기의 개발 등을 거치며 많은 환자들의 고통을 덜어주셨다. 선생님이 오랜 연구 끝에 자기요법의 이론을 완성한 것은 지금으로부터 30여 년 전의 일이다.

'기'의 실체가 '자기'이고, 그 자기를 인체의 경락으로 넣어 오장육부의 건강을 도모한다는 구한서 선생님의 이론을 현대과학으로 모두 증명할 수는 없다. 수천 년의 역사를 가진 동양의학의 기본인 '기론'이나 '경락론'마저 과학적 검증이 이루어지지 않아 비과학으로 치부되는 상황에서 인체에 적용한 자기론을 과학적으로 해부한다는 것은 현재로서는 불가능한 일이다.

구한서 선생님의 자기론은 과학적 검증으로 설명할 수 없는 한계가 있지만, 자기요법은 지난 30년 간 수만 명의 난치병 환자를 치료하는 가시적인 성과를 낳아 국내외에서 주목을 받았다. 세계의 대안의학자와 동양의학자들은 자기요법에 큰 관심을 보였고, 특히 독일과 중국에서는 자기요법 강좌가 열리기도 했다. 중국 최고의 동양의학자들의 단체인 중의약연구원에서는 선생님을 객좌교수로 초청해 1년간 강의를 듣기도 했다.

선생님은 국내에서도 백여 명의 한의사들에게 자기요법을 가르치셨고, 자기요법을 배우기 위해 우리나라까지 찾아온 독일인 의사도 있었다. 이런 대내외적인 활동이 알려지면서 정부로부터 신지식인으로도 선정되셨다.

● **단단한 절망마저 녹이는 따뜻한 인술**

구한서 선생님은 죽어가는 나를 살려주신 생명의 은인이다. 선생님을 만나지 못했다면 병원에서 진단조차 나오지 않는 희귀병 환자로 생을 마감했을지도 모른다. 선생님은 실로 수많은 불치병 환자들에게 새로운 삶을 열어주셨다.

독학으로 방대한 공부를 하고 새로운 치료법을 만든 선생님은 누구나 인정하는 천재이다. 그러나 내가 진심으로 선생님께 고개를 숙이는 것은, 그분의 훌륭한 '머리'가 아니라 모든 환자에게 정성을 다하는 따뜻한 '마음' 때문이다.

내가 절망의 한 가운데서 병든 죄인의 심정으로 처음 선생님을 만났을 때 울컥했던 것처럼 대부분의 환자들이 선생님의 따스한 인술에 감동받았다. 환자들의 아픈 마음마저도 사랑으로 보듬는 분이다. 그래서 선생님께 진료를 받으면서 눈물을 보이는 환자들이 많았다.

선생님은 식사시간에도 환자가 오면 환자부터 진료하셨다. 위중한 환자를 밤새워 돌볼 때도 있고, 오갈 데가 없는 환자를 선생님의 댁에서 보살피기도 하셨다. 당신의 몸을 전혀 아끼지 않고, 언제나 환자를 치료하고 돌보는 일이 최우선이었다.

《동의보감》에는 마음을 다스려 병을 고치는 '심의(心醫)'를 최고의 의사라고 했다. 바로 선생님이 그런 분이다. 어떤 병도 나을 수 있다는 희망을 심어주고, 지극한 사랑으로 진료하는 의사. 그런 의사에게 마음이 움직이지 않는 환자는 없을 것이다.

깨어 있는 사고로 한 세계를 개척한 생명탐구의 귀재, 구한서 선생님. 그는 진정성을 가진 의사로 환자들에게 다가가 그들의 단단한 절망마저 녹이는 분이다. 그런 분의 제자가 될 수 있었던 것은 내게는 크나큰 행운이고 축복이었다.

이것만은 알아두자

대체의학,
안전하고 효과적인 치료 지침

1. 정확한 진단과 객관적인 정보부터 수집하자

자신의 병을 치료하기 위해서 대체의학 가운데 도움이 될 만한 치료법을 선택해 이용할 수도 있다. 특히 양한방 의학으로 뚜렷한 해결책이 없는 병이라면, 환자와 보호자가 적극적으로 대체의학에서 가능성을 찾는 것이 현명하다. 그러나 대체요법의 선택이 쉽지는 않다. 우선 제도권 의학과 달리 객관적인 임상 통계와 정보가 빈약하기 때문이다. 각각의 대체요법은 장점과 더불어 한계가 있다. 그 어떤 요법도 만능일 수 없으므로 자신에게 맞는 것을 선택하는 지혜가 필요하다.

치료에 앞서 우선 자신의 병과 현재의 상태를 정확하게 아는 것이 무엇보다 중요하다. 대체의학으로 치료를 받더라도 우선 일반 양방 병원에서 검사와 진단을 받아 자신의 병의 객관적인 정보를 확보하는 것이 좋다. 각각 대체요법은 저마다의 진단법이 있지만, 현대의학보다 정밀하지 못한 경우가 많다. 현대의학에서 어떻게 진단하는지를 미리 파악하는 것이 안전하고 효율적이다.

2. 치료의 효과와 부작용을 미리 알아보자

대체의학 치료를 받기 전에 미리 해당 요법이 언제부터 이용되어 왔는지, 충분한 임상 결과가 있는지, 자신의 질환에 잘 맞는지, 치료 성공률은 얼마나 되는지, 위험요소와 부작용은 없는지, 얼마동안 치료를 해야 하는지, 지속적으로 치료받기 쉬운지, 해당 요법으로 몸에 어떤 변화가 생길 수 있는지, 비용은 얼마나 드는지 등을 자세히 알아보자. 무엇보다 부작용이 없는 안전한 치료법인지를 미리 점검해야 한다. 이런 정보를 상세히 공개하지 않는다면 가급적 피하는 것이 좋다.

해당 요법의 장점은 물론 단점에 대해서도 솔직하게 알리는 곳이라면 대체로 믿을 수 있다. 세상에 만능의학과 만병통치약은 없다. 만약 어떤 요법이 만능이자 만병통치라고 주장한다면 '사이비 의료'일 가능성이 크다. 해당 요법에 대한 정보를 미리 제대로 파악한 후에 이용하는 것이 대체의학 치료의 필수 지침이다.

5 급성질환에는 가급적 대체요법을 피하자

대체요법은 대개 현대의학에 비해 효과가 늦게 나타난다. 또 상황이 위급한 응급 및 급성 질환은 신속하게 대처하는 데 한계가 있다. 수술과 같은 외과적 상황에서도 효과적으로 대처하기 어렵다. 급성 및 응급 상황에서는 현대의학 병원의 응급실을 통해 신속하게 대처하는 것이 가장 안전하다. 치료효과가 뛰어나다는 말만 듣고 응급 상황에서 바로 대체의학 치료를 받는 것은 위험할 수 있다.

현대의학의 부작용 보고가 늘면서, 대체요법을 지나치게 맹신하는 것도 바람직하지 않다. 병이 위중한 상황에서 갑자기 병원치료를 중단하거나 복용하는 약을 한꺼번에 끊고 대체요법을 받는 것은 새로운 문제를 일으킬 수 있다. 자신이 먹는 약을 갑자기 중단할 경우, 어떤 위험성과 불편함이 있는지를 미리 꼼꼼하게 점검해야 한다. 특히 중병일 때는 단계적으로 약을 끊는 신중한 대처가 필요하다.

4 치료사의 전문성도 미리 알아보자

자신의 치료를 담당할 대체요법 치료사의 전문성도 세세히 알아보자. 제도권 의학과 달리 자격 관리가 어려운 대체의학 분야에서는 유능한 전문가부터 초보자, 심지어 사이비까지 여러 유형의 사람들이 있다. 담당 치료사가 모든 병을 기적적으로 고칠 수 있다고 말하거나, 건강상의 모든 문제를 아는 것처럼 말한다면 피하는 것이 좋다.

치료사의 전문성을 알아볼 때는, 해당 분야의 교육을 충분히 받았는지, 풍부한 임상경험으로 실력을 갖추었는지, 해당 요법의 치료 과정과 한계를 구체적으로 설명하는지를 미리 확인하자. 진솔하고 성실한 설명은 주류의학이든 비주류의학이든 자신의 치료 담당자를 정하는 데 중요한 기준이 된다.

5 치료 과정에서 병세를 주의 깊게 살피자

환자와 가족은 대체요법을 받으면서 병세를 잘 점검해야 한다. 한의학을 비롯해 기(氣)의학에서 통용되는 명현현상(호전반응)이 일부 대체요법 치료에서 나타나기도 한다. 병세가 호전되는 과정에서 일시적으로 나타나는 명현현상과 부작용을 제대로 구별해야 한다. 제대로 된 치료라면 대체로 몸이 편안하거나 혈색이 밝아지는 등 몸의 긍정적인 변화를 느낄 수 있다. 피부는 오장육부의 생리기능을 알아보는 척도이기 때문이다. 혈색이 어두워지거나, 너무 붉어지거나, 피부발진이 계속될 때는 맞지 않는 치료법이다. 병세의 호전이 전혀 없는 가운데 새로운 이상 증상만 계속되거나 병세가 악화된다면 부작용일 가능성이 크다.

모든 치료가 그렇듯이 대체의학으로 치료를 할 때도 환자는 적극적인 치료 주체가 되어야 한다. 무조건 전문가에게 맡긴다는 생각을 버리고, 치료과정을 제대로 이해하고 스스로 몸의 변화를 잘 점검하면서 적극적인 치료 주체가 될 때 안전하고 효과적인 치유가 가능하다.

3

위험한 의학에서 벗어나야 낫는다

희귀병을 이겨내고 의사가 되었지만 운명은 가혹했다. 약 부작용으로 다시 죽음 같은 고통을 겪는 약원병 환자가 되었다. '사람을 살린다는 의학이 잘못 하면 사람을 죽일 수도 있다'는 것을 내 삶을 통해 배웠다.

마침내 환자에서
의사가 되다

투병 당시 대전에서 한의대를 다니던 나는 대구까지 매일 치료를 받으러 갈 수 없었다. 구한서 선생님의 자연치유센터인 한서자기원은 서울과 대구에 있다. 선생님은 당시 예순이 넘은 연세에도 서울과 대구를 오가며 왕성하게 환자를 진료하셨다. 대전에서는 대구가 가까웠기 때문에 2주에 한 번씩 대구로 치료를 받으러 갔다.

오랫동안 앓아온 희귀성 난치병이다 보니 치유하는 데도 시간이 많이 걸렸다. 하지만 분명한 것은 조금씩 낫고 있다는 사실이었다. 치료를 받고 나면 잠시라도 숨쉬기가 편해졌다. 다친 척추 때문에 늘 구부리고 있던 허리도 약간씩 펼 수 있었다. 그 후 차차 대변을 보기 편해졌고, 배가 고프다는 것도 느끼게 되었으며, 모든 증상이 아주 조금씩 치유되어갔다.

그러는 사이에 나는 학교를 졸업하고, 한의사 국가고시도 통과했다. 졸업 후 동기들은 한의원을 개원하거나 이름난 한방병원에 취업하는 일로 바빴다. 하지만 나는 한의사의 길을 가는 게 망설여졌다. 자기원을 처음 방문할 때와 비교하면 몸 상태가 60~70% 정도 나았지만, 아직 완전히 쾌유한 것이 아니었기 때문이다. 무엇보다 내 병을 통해 한방 치료의 임상적 한계를 누구보다도 잘 알았기에 한의사로 살아갈 자신이 없었다.

스스로 큰 자긍심과 열정을 가지고 일해도 실제 임상에서 많은 벽에 부딪히는 것이 의사다. 그런데 내 병조차 치유하지 못한 의술을 다른 환자들에게 권할 수 없다는 것이 솔직한 심정이었다.

결국 생명의 은인인 구한서 선생님의 자기원에 남기로 했다. 내 희귀병을 통해 치료효과를 알았기에 자기요법을 직접 배워서 환자들을 돕고 싶었다. 환자들에게 실질적인 도움이 되는 보다 근원적인 치유법을 전하고, 발병의 뿌리를 없애는 바른 생활관리법을 알리는 의사가 되어야겠다고 생각한 것은, 환자들의 고통을 누구보다도 잘 알았기 때문이다.

이런 자식의 뜻을 부모님은 존중해주셨다. 병든 자식을 오래도록 돌보시면서 자기요법을 신뢰하셨기 때문일 것이다. 하지만 정통 한의학이 아닌 대체의학을 하겠다고 나서자 교수님들은 반대하셨고 친구들 역시 걱정을 많이 했다. 자신이 속한 집단에서 사람들과 다르게 행동한다는 게 얼마나 힘든지를 그때 처음 알았다. 새로운 무언가에 대해서는 대부분의 사람들이 제대로 알지도 못한 채 비판부터 한다는 것도.

그런 상황이었지만 나는 별로 개의치 않았다. 나처럼 힘든 삶을 사는 환자들에게 보다 더 도움이 되는 일을 하고 싶었다. 병적 고통으로 내내 울어야 했던 시절, 간절하게 기도하지 않았던가. 살아날 수 있다면 아픈 이들의 고통을 덜어주는 삶을 살겠다고.

그때부터 나는 자기요법을 배웠고 구한서 선생님을 돕는 의사로 활동하기 시작했다. 자기원은 나를 치료한 병원이자 사회인으로 첫발을 내딛은 직장이 된 셈이다.

그 후 시간은 빠르게 흘러갔다. 구 선생님의 치료법이 널리 알려지면서 매일 전국에서 찾아오는 환자를 진료하느라 바쁜 날들을 보냈다. 정신없이 보내는 사이에 내 건강 상태는 완치 직전에 와 있었다. 비뚤어진 척추도 바로 잡혔고, 복부의 이상한 움직임도 사라졌고, 요통이나 두통 같은 통증도 사라졌다.

하지만 너무 오래 투병을 한 터라 여전히 허약했고, 음식을 한번 잘못 먹으면 소화가 제대로 되지 않아 몇 주씩 고생할 때가 많았다. 그런 내 모습을 본 동기 한의사가 한약을 한번 먹어보라고 권했다. 그 친구의 스승인 한의사께서 한약 처방의 고수이기 때문에 분명 도움이 될 거라고 했다. 평소 내 걱정을 많이 해준 그 친구의 우정과 명석함을 잘 알았기에 한약을 먹어보기로 했다.

  약을 먹으면서 무슨 약재를 어떻게 쓰는지 일부러 묻지 않았다. 처방을 알게 되면 효과에 대한 선입견을 가질 수 있기 때문이다. 그저 보통 환자들처럼 허약함을 떨치고 소화가 잘 되는 데 도움이 될 거라는 믿음으로 먹었다. 그 한약이 상상할 수도 없는 파장을 불러오리라고는 전혀 예상하지 못했다.

한약 부작용으로
다시 죽음 앞에 서다

　친구 한의사가 권한 한약을 먹고 며칠 후부터 목의 임파선이 붓기 시작했다. 그 후 잇몸에서 피가 계속 났고, 복부의 감각이 둔해지면서 팽만감이 심해졌다. 학창시절의 아플 때와는 다른 증상이었다. 덜컥 겁이 나서 즉시 한약 복용을 중단했다.

　당황한 나는 바로 친구에게 전화를 해서 한약 부작용인 것 같다며 증상을 설명했고, 어떤 약재를 이용했는지 물었다. 친구는 그럴 리가 없다며 처방을 설명해주었다. 기를 움직이는 처방으로, 소화가 잘되도록 하는 열성 약재가 들어갔다고 했다. 그 약재는 일반적으로 쓰는 것으로 아주 강한 약은 아니었다.

　하지만 분명 나에게 맞지 않았기 때문에 부작용이 나타났다. 현대의학으로 말하면, 양약의 급성 부작용으로 나타나기도 하는 '아나필락시스 쇼크(급격히 진행되어 심할 경우 사망할 수도 있는 전신 알레르기 반응)'와 유사한 것이었다. 원래 체력도 약한 편인데, 그 열성 약재가 몸의 감각을 둔하게 만들어서 처음에는 부작용을 잘 감지하지 못했던 것이다.

나는 두려웠다. 몸 상태는 걷잡을 수 없이 악화되었고, 잘못 처방된 약은 환자를 죽음으로 내몰 수 있다는 것을 알았기 때문이다. 이미 오랜 세월 희귀병 환자로 참담하게 살았던 경험이 있기에 다시 찾아온 병마의 고통 앞에서 공포감에 떨었고, 그러자 병세는 더 빠르게 악화되었다.

당시 나를 가장 괴롭힌 증상은 복부가 하루 종일 창살에 꽂혀 있는 것 같은 극심한 통증이었다. 학창시절에 소화가 안 될 때도 그 정도는 아니었다. 복부가 꽉 막히다 보니 팔다리가 뻣뻣하고 마비감이 왔다. 명치 부위에는 심하동계(심장이 뛰는 것 같이 명치부위가 뛰는 증상)가 생겨 밤에 전혀 잘 수 없었다. 하루에 선잠을 1~2시간 정도 자는 게 고작이었다.

소화도 되지 않아 밥을 먹을 수도 없었다. 하루에 세 숟가락 정도의 밥을 억지로 먹는 정도였다. 그러다 보니 체중이 급격하게 줄었다. 평소 48kg이던 몸무게가 1~2개월 만에 36kg까지 내려갔다. 뼈만 앙상하게 남은 기아 난민 같았고, 어느 병원에서는 에이즈 검사를 해보자는 곳까지 있었다. 대변을 볼 수 없어 관장을 해야 했고, 이전에 없었던 온갖 이상 증상이 계속 나타났다.

당시의 나처럼 환자들이 어떤 치유법으로 몸이 좀 회복되면 더 빨리 완벽하게 낫고 싶다는 생각에서 지나치게 여러 치유법을 쓰다가 오히려 건강을 악화시키는 경우가 많다. 일단 치유의 길로 들어섰다면 기다릴 줄도 알아야 한다. 병을 키워온 만큼 치유하는 데도 시간이 필요하기 때문이다. 더 빨리 더 완전하게 나으려는 조급함과 집착은 진정한 치유의 걸림돌만 될 뿐이다.

● 고통을 통해 깨닫고 놓아버리기

한약 부작용이 처음 나타났을 때 나는 바로 종합병원으로 달려가 모든 검사를 받았다. 하지만 학창시절 그랬던 것처럼 이상이 없다고만 했다. 극심한 고통을 도저히 견딜 수 없어 서울의 최고 일류 병원으로 알려진 곳까지 찾아가 진료를 받았지만 '신경 쓰지 말라'는 말 밖에 들을 수 없었다. 영상촬영에서는 전혀 문제가 없다는 말이었다. 당시 나를 만나는 사람들은 병세가 위독하다는 것을 한눈에 알 수 있었기 때문에 모두 깜짝 놀랐다. 누가 봐도 정상적인 모습이라고 할 수 없는 상태였지만, 병원에서는 '정상'이라고만 했다.

한번은 이런 일도 있었다. 죽을 것 같은 고통에 시달리며 뜬 눈으로 밤을 샌 다음날 아침, 또 다른 병원으로 가서 '복부에 뭔가 들어 있는 것 같다'고 검사해달라고 했다. 복부 CT검사에서 정상으로 나오자 담당의사가 '신경 전달의 작은 이상은 사진으로 알 수 없고, 그런 것까지 알아내려면 앞으로 100년은 더 기다려야 할 것 같다'고 했다. 적어도 현재 의학의 한계를 인정하는 말이었다.

죽을 것 같은 공포감 속에서 병세는 빠르게 악화되었다. 학창시절에도 오래 투병을 했지만 그렇게 극심한 고통이 온몸에서 나타난 것은 처음이었다. 또 예전에는 모든 증상이 서서히 심해졌지만 그때는 한순간에 죽음의 문턱에 와 있었다. 너무도 참혹한 상태였기 때문에 정신마저 온전하지 않았던 것 같다. 용하다는 의사를 다 찾아가고, 별별 요법을 다 받기 위해 전국 각지를 다녔다.

당시 좋다고 알려진 대부분의 치유법을 썼지만 전혀 도움이 되지 않았다. 오히려 병세를 악화시키는 치유법도 있었다. 의학적 치료의 부작용처럼 건강에 좋다고 널리 알려진 치유법도 자신에게 맞지 않을 경우 오히려 해가 될 수 있다는 것을 두루 경험한 셈이다.

요즘 나를 찾아오는 환자들 가운데도 잘못된 치료와 건강법으로 병을 키운 이들이 많다. 그들을 볼 때면 불완전한 의학과 획일적인 치유법의 위험성을 모른 채 무조건 의존했던 지난날의 내 모습이 떠오르곤 한다.

병세가 극심했을 때는 어머니의 애원으로 굿도 했었다. 환자들이 중병으로 고생하다가 말도 안 되는 사이비 요법까지 받는 심정을 나는 이해한다. 극한 고통으로 이성적인 판단력이 떨어진 상태에서는 희망이 0.1%라도 있다고 말하면 마음이 흔들릴 수밖에 없다. 사느냐 죽느냐 하는 기로에 서 있기 때문이다.

나의 갑작스런 발병 소식은 빠르게 사람들에게 전해졌고, 지인들과 내 환자였던 분들이 병문안을 와서 위로의 말을 해주었다. 자기원의 환자였던 인연으로 알게 된 보험설계사 아주머니도 소식을 듣고 병문안을 왔다.

"너무 놀라서 무슨 말로 위로해야 할지 모르겠어요. 정말 믿을 수가 없네요. 아픈 사람한테 영업하려고 하는 말이 아니니까 오해하지 말고 들어요. 병원에서 검사 결과 이상이 없다고 하면 생명보험이라도 지금 들어요. 만일 무슨 일이 생기면 부모님이라도 경제적인 도움을 받으실 수 있게 해야죠."

한 눈에 봐도 내가 죽음 직전에 있다는 것을 알아챈 그분이 건넨 말이다. 병원에서 건강하다는 증명서를 받을 수 있으니 죽음 직전에 있어도 생명보험을 들 수 있다는 조언이었다. 나는 부모님을 위해 보험을 들었고, 세상을 떠나면 어머니가 받으시도록 했다. 그렇게 마음 한 편으로 죽음을 준비하고 있었다.

하루 내내 계속 되는 견딜 수 없는 고통 속에서 하늘을 원망하기도 했다. '차라리 학창시절에 아플 때 죽었다면 그보다 더한 지금의 고통을 겪지 않았을 텐데, 왜 살려놓으시고 이런 엄청난 시련을 다

시 주십니까?'

가혹한 운명이라고 생각했다. 차라리 죽고 싶다는 생각만으로 울고 또 울었다. 그런 내 곁에는 항상 어머니가 함께 눈물을 흘리고 계셨다. 울고 계신 어머니를 보는 것은 또 하나의 큰 고통이었다. 어머니는 '네가 죽으면 우리도 죽는다'는 말을 자주 하셨다. 마음을 강하게 먹고 살아갈 길을 찾아야 한다는 말씀이었다.

내가 죽음 앞에 서면 함께 그 앞에 서 계셨던 부모님을 생각하면, 어떻게 해서라도 마음을 추슬러야 했다. 그런 당연한 사실을 내 곁에서 울고 계시는 어머니를 보면서 어느 날 불현듯 깨달았다. 내가 살아야 온 가족이 살 수 있다는 것을. 부모님을 위해서라도 반드시 살아야 한다는 것을.

나는 다시 정신을 차리고 치유의 길을 찾았다. 그러자 어리석은 내 눈에 자기요법이 다시 보였다. 학창시절 죽어가던 나를 살린 건 자기요법이었다. '세상 그 어디에서도 나을 수 없었던 희귀병을 치유하지 않았던가!' 한약의 급성 부작용으로 순식간에 죽음 앞에 서면서 정신을 차릴 수 없어 그런 사실조차 잊었던 것이다. 마치 한순간에 폭탄을 맞은 것 같은 몸이 되면서 3~4개월간 이성을 잃고 이곳저곳을 헤맸지만 결국 그 어디에도 희망이 없다는 것만 또다시 깨달았다.

구한서 선생님은 이 모든 일들을 묵묵히 지켜보고만 계셨다. 우선 내 마음이 가는 대로 다 해봐야 한다는 것을 아셨기 때문이다.

"동진아, 세상에 일어나지 말았어야 하는 일은 없다. 그것을 통해 깨달아야 할 뭔가가 있을 뿐이다. 이번 한약 부작용도 그렇고, 그 옛날 선생의 체벌도 그렇고, 모든 것을 놓아버려라. 죽을 것 같은 고통을 겪으면서 환자의 마음을 제대로 이해하는 의사가 될 수 있겠지. 원망이나 미움의 마음이 있다면 버리고, 빨리 나아야 한다는 조급함과 불안한 마음도 버려라. 비록 죽을 만큼 아파도 아직 살아 있잖아? 예전처럼 꼭 다시 나을 거라고만 믿어라."

다시 자기치료에 전념한 내게 선생님이 하신 말씀이다. 내 마음을 꿰뚫어보고 하신 그 말씀을, 나는 눈물을 쏟으면서 가슴 깊이 새겼다.

의학은 사람을 살릴 수도,
죽일 수도 있다

•

한약 부작용으로 죽음 직전까지 가면서 나는 모든 의학적 처방의 부작용 가능성을 절절히 깨달았다. 학창시절의 투병 때는 양약의 부작용도 겪었던 나는 '사람을 살린다는 의학이 잘못 하면 사람을 죽일 수도 있다'는 것을 온몸으로 자각한 셈이다.

양약의 부작용은 어느 정도 사회 문제가 되면서 알려지고 있지만, 한약은 그렇지가 않다. 한약은 천연 약재이므로 안전하고 부작용이 없다고 생각하는 이들이 많다. 하지만 세상에 부작용의 위험성이 없는 약은 없다. 모든 약은 야누스의 두 얼굴처럼 유용성과 위험성을 동시에 가지고 있다. 약이 우리 몸에서 약효를 낸다는 것은 기본적으로 독작용이 있다는 말이다. 그래서 '약은 곧 독이기도 하다'고 일컫는 것이다.

약으로 쓰는 어떤 물질이 병원균이나 종양 세포, 기능을 잃어가는 장기에 강력하게 작용하면서 인체 전반에 전혀 부작용이 없기를 기대하는 것은 모순이다. 치료 작용이 있으면 그에 상응하는 부작용이 있는 것이 약의 속성이다. 천연 약재인 한약이나 생약도 마찬가지다.《동의보감》에도 '단순히 몸을 보하는 약재일지라도 약성이 치우치면 문제를 일으키므로 매우 신중하게 써야 한다. 하물며 질병 치료에 쓰는 약은 더 말할 필요가 없다'고 했다. 약으로 쓰이는 물질은 모두 그 약성이 독성으로 작용할 수 있다.

● 한의학, 주관적인 진단의 한계

내가 겪은 부작용처럼 처방 받아 먹은 한약이 부작용을 일으키는 주된 원인은 부정확한 진단 때문이다. 양방에서는 객관적인 진단 시스템을 갖추고 있다. 검사기기가 동일하기 때문에 어느 의사에게 진료를 받아도 대체로 동일한 진단 결과를 얻는다.

하지만 한방은 다르다. 철저히 한의사의 '주관'에 의해 진단이 이루어진다. 한의학에서는 망(望), 문(聞), 문(問), 절(切)이라고 하는 네 가지 진단법을 이용한다. 또한 질병의 증상을 음양(陰陽), 표리(表裏), 한열(寒熱), 허실(虛實)로 구분해 치료한다.

망진(望診)은 눈으로 관찰해 건강과 질병의 상태를 알아내는 것으로, 얼굴이나 몸의 색과 형태를 관찰하는 진단법이다. 문진(聞診)은 환자의 호흡상태, 목소리, 가슴과 배의 소리 등으로 진단하는 방법이다. 문진(問診)은 환자에게 병적 상태를 물어보고 진단을 내리는 방법이다. 양방에서 하는 문진과 같은 개념이다.

절진(切診)은 촉진과 맥진으로 나뉘며, 촉진은 신체 각 부분을 만지거나 두드려서 그 반응으로 이상 유무를 진단하는 방법이다. 맥진은 환자의 맥을 살펴 진단을 내리는 방법이다. 맥은 경락과 혈관, 심장 박동에 의한 주기적인 움직임으로 맥동(脈動)의 강약, 빠르기, 크기, 규칙성 등을 살펴 진단한다.

질병의 증상을 판단하는 기준인 음양(陰陽)·표리(表裏)·한열(寒熱)·허실(虛實)을 가리켜 8강(綱)이라고 한다. 증상이 나타나는 부위에 따라 표리(表裏)로 나누고, 질병의 성질에 따라 한열(寒熱)로 구분한다.

또 좋은 기(氣)인 정기(正氣)와 나쁜 기인 사기(邪氣)의 강약에 따라 허실(虛實)로 나눈다. 허(虛)는 정기가 약한 것을, 실(實)은 사기가 강한 것을 가리킨다. 음양(陰陽)은 8강의 조합에 의해 나타나는 전체 모습을 말하는데, 표(表)·실(實)·열(熱)은 양으로, 이(裏)·허(虛)·한(寒)은 음으로 간주해 진단하기도 한다.

양방에서는 진단결과를 병(病)이라고 하고, 한방에서는 증(證)이라는 개념으로 표현한다. 환자를 보고 증상을 가려내어 판단하는 과정을 변증(變證)이라고 한다. 이 한방의 전체 진단과정이 한의사 개개인의 감관(感官)에 의해 이루어지기 때문에 주관적일 수밖에 없다. 그러다 보니 의원마다 진단 결과가 다른 경우가 많다. 한 환자를 놓고 한의사마다 증상이나 체질 등을 보는 관점이 다르기 때문이다.

● **모든 의학적 처방은 부작용의 가능성이 있다**

구한서 선생님의 경험담을 보면 그런 현실을 제대로 알 수 있다. 선생님이 중국중의약연구원으로부터 객좌교수로 초청받아, 그 나라의 최고 엘리트 의사인 동양의학자들을 대상으로 강의했을 때의 일이다.

선생님은 강의 도중에 수강생들을 대상으로 어느 한 사람의 건강 상태를 각자 활용할 수 있는 방법을 총동원해 진단해보라는 과제를 내셨다. 30여 명의 의사들은 각자 비술일 수 있는 온갖 방법을 동원해 진단을 내렸다. 그러나 진단의 결과는 모두 제 각각이었다. 그들은 중국 내에서 최고의 의사임을 자부하는 동양의학자들이다. 그런데도 그렇게 다른 진단 결과가 나온 것이다. 이런 상황은 우리나라도 다르지 않을 것이다.

진단의 결과가 제 각각이라는 것은 곧 정확한 치료법을 기대할 수 없다는 말이다. 진단이 잘못되면 결국 치료를 제대로 할 수 없고,

나아가 부작용의 위험성을 키우게 된다.

　진단의 어려움은 《황제내경》에도 언급되어 있다. 황제와 기백선사의 대화 가운데 열병에 관한 내용을 보면, '열병이 났을 때 열을 내리는 약을 써서 효과가 없을 때는 그 반대로 하라'는 구절이 있다. 의성(醫聖) 중의 의성이라는 기백선사가 열병에 관한 원인 규명을 놓고 확실한 진단을 내릴 수 없다는 것은 의아한 일이다. 이것은 곧 열병조차 쉽게 진단할 수 없다는 말이다.

　열은 실열(實熱)과 허열(虛熱)로 나눌 수 있다. 실열은 심장에 사기가 강해서 나타나고, 허열은 심장에 정기가 약해서 냉기가 극에 달했을 때 열로 나타나는 것이다. 《동의보감》에도 '음이 극에 달하면 양과 비슷해지고, 양이 극에 달하면 음과 비슷해진다'고 했다. 한 가지 증상이 지나쳐서 극에 달하면 정반대의 현상이 나타날 수 있다는 말이다. 그만큼 진단이 쉽지 않다는 것이다. 냉기가 극에 달해 나타나는 열을 단순하게 실열로 판단하고 차가운 성질의 약으로 열을 내리는 처방을 하면 환자의 병세는 악화된다.

　이런 경우를 우리는 주위에서 쉽게 볼 수 있다. 감기 치료를 위해 약을 먹고 주사를 맞아도 열은 내리지 않고 점점 불덩이가 되면서 급성 폐렴으로 발전하는 경우가 바로 그런 예이다. 이것은 심장의 정기가 약한 사람이 냉기가 극심해서 열이 나는 것이므로, 열기를 떨어뜨릴 것이 아니라 오히려 심장의 정기를 강화하기 위해 온기를 불어넣어야 한다.

　자기원에 오는 환자들 가운데도 허열과 실열을 구분하지 못한 진단으로 병을 만성화시켜 오는 경우가 종종 있다. 한번은 원인을 알 수 없는 열이 계속된다며 찾아온 환자가 있었다. 그 환자는 선천적으로 양쪽 심장의 정기가 약해서 매우 냉한 체질이었다. 냉기가 극에 달해 열기로 나타나는 허열 증상이었는데, 잘못된 진단으로 열을 떨어뜨리는 치료를 받으면서 병이 더욱 악화되었던 것이다. 이 환자처럼, 그리고 지난날 한약 부작용으로 극한 고통을 경험한 나처럼, 잘못된 진단으로 인해 부작용을 겪고 찾아오는 환자들이 적지 않은 실정이다.

　약은 물론이고 세상의 모든 의학적 처방은 완전하지 않고 부작용의 가능성이 있다. 이런 의학적 진리를 나는 오랜 투병생활 동안 양약과 한약의 부작용을 겪으면서 뼈저리게 깨달았다. 비록 그 부작용으로 죽음 같은 고통을 경험했지만, 의사로서 막중한 책임감을 늘 잊지 않도록 일깨우는 죽비가 되었다.

절망을 넘으니
축복이 내게로 오다

　　약원병(藥原病)으로 죽어가던 나는 자기치료에 전념하면서 조금씩 치유되었다. 학창시절의 희귀병을 치유할 때처럼 아주 천천히……. 하지만 분명한 것은 '낫고 있다'는 사실이었다. 매일 고통으로 괴로운 날이었지만 시간이 좀 지나서 보면 병세가 호전되어 있었다. 검게 죽었던 혈색이 조금씩 돌아왔고 온몸이 서서히 치유되어 갔다.

　　죽을 것 같은 고통에서 어느 정도 벗어나자, 구한서 선생님은 내게 다시 환자를 보라고 하셨다.

　　"선생님, 이렇게 병든 몸으로 어떻게 환자를 봅니까? 부끄러워서라도 볼 수 없습니다."

"뭐가 부끄러워? 몸이 허락하는 범위 내에서 남의 치유에 도움이 되는 일을 해보라는 거야. 그래야 너의 통증에만 연연하는 시각에서도 벗어날 수 있다."

하루 종일 병만 보면서 아프다는 생각에 사로잡혀 있던 내게 다른 데로 시선을 돌리라는 말씀이었다. 병색이 완연한 모습이었던 내가 다시 자기원의 의사로 일하게 되면, 찾아오는 환자들에게 좋지 않은 이미지를 줄 수 있었다. 하지만 선생님은 세상의 시선 따위에는 별 관심이 없으셨다. 내가 병든 몸으로도 환자를 잘 돌볼 수 있을 거라고, 아니 환자들의 마음을 더 이해하는 의사가 될 거라고 믿으셨다. 또 그렇게 하는 것이 내 치유에도 도움이 될 거라고 여기셨다. 결국 원장님의 특별한 배려로 나는 병든 채로 다시 의사 생활을 할 수 있었다.

● '환자' 의사가 환자를 진료하다

"선생님이 저보다 더 아파 보여요. 정말 의사 선생님 맞나요?"

자기원에서 당시 내 모습을 본 환자들에게 종종 듣던 말이다. 처음에는 쥐구멍에라도 숨고 싶을 정도로 부끄러웠다. 환자의 병을 치료해주는 의사라면 건강한 모습이어야 할 텐데, 누가 봐도 중환자의 모습을 하고 있었으니 말이다. 나는 담담하고 진솔하게 내 투병 이야기를 환자들에게 들려주곤 했다.

그러면 자신의 병보다 나를 더 걱정해주는 환자들이 많았다. 나처럼 오래도록 특이하게 아픈 경우가 흔치 않았기 때문이다. 동병상련의 마음을 나눈 환자는 쉽게 마음의 문을 열고 자신의 이야기를 쏟아냈고, 나 역시 같은 아픔을 가진 그들에게 조금이라도 더 도움을 주기 위해 애썼다. 보통 의사와 환자의 관계에서 볼 수 없는 큰 유대감이 쌓이면서 그 정이 서로의 치유에 도움이 되었다.

투병 중이었던 나는 체력이 허락하는 한도 내에서 계속 환자들을 상담했고, 집에서 스스로 할 수 있는 자기조절법과 생활관리법을 성심껏 전했다. 아파서 힘들 때도 있었지만 일을 게을리 하지 않았다.

그 마음이 전해진 것인지 당시 많은 환자들이 내게 진심어린 감사의 인사를 했다. 병든 몸으로도 환자를 치료하기 위해 노력하는 모습이 좋게 보였기 때문일 것이다. 그들의 감사 인사를 받을 때면 나 또한 가슴이 먹먹할 만큼 고마웠다. 병을 이겨내는 이들을 볼 때면 더욱 그랬다. 아파서 죽어가던 내가 타인의 아픔을 위로하고 도움을 줄 수 있다는 게 얼마나 감사한 일인가.

중병이 들었어도, 설사 죽음의 문턱에 있다고 해도 결코 삶이 끝난 게 아니다. 아픈 채로도 삶의 의미를 찾을 수 있고, 병든 몸으로도 행복한 삶을 살 수 있다. 그런 각성을 하면서 불치, 고통, 원망, 후회, 불행, 죽음에만 머물러 있던 내 마음이 차차 치유, 이해, 용서, 사랑, 행복으로 옮겨갔다. 한번 마음을 바꾸기가 어렵지, 마음의 방향을 돌리자 봇물처럼 긍정적인 생각들이 터져 나왔다.

한약을 권한 친구에 대한 원망도, 그 옛날 터무니없는 체벌을 가했던 선생님도 이해하게 되었다. 그 선생님 역시 마음이 아프고 상처받은 영혼으로, 자신의 상처가 타인에게 상처를 만들었던 것이다. 오래도록 가슴 한 쪽에 묻어둔 그에 대한 미움을 완전히 털어내고 진심으로 용서할 수 있게 되었다.

그러는 동안 내 마음은 병에서 벗어났다. 더 이상 고통에 연연하지 않게 되었다. 병든 몸으로 환자들을 돌보면서 지금 이 순간 살아 있고, 절망하는 환자들을 위해 할 일이 있다는 게 감사할 뿐이었다. 그것은 기적 같은 변화였다. 내가 중병에 들어 투병만 하고 있었다면 결코 얻지 못했을 변화이고 축복이었다.

그런 변화를 겪으면서 병은 빠르게 치유되었다. 나와 환자들은 서로를 위로하면서 함께 치유해갔다. 그리고 마침내 나는 길고 긴 투병생활을 모두 접고 병의 굴레로부터 자유로워졌다.

이것만은 알아두자

한의학,
안전하고 효과적인 치료 지침

1. 유명한 의사보다 실력 있는 의사를 찾자

한방은 의사의 감관에 의존하는 주관적인 의학이라는 한계를 가진 만큼 실력 있는 의사를 찾는 것이 가장 중요하다. 매스컴에 자주 등장해서 유명하다는 것을, 실력을 가늠하는 기준으로 삼아서는 안 된다. 실력과 유명세는 다르다.

주치의를 정할 때는 임상 경험이 얼마나 많은지, 주 전공이 무엇인지, 정확한 진단을 위해 환자에게 많은 것을 물으며 이해하려고 노력하는지, 치료과정과 생활관리법을 자세히 설명하는지 등을 보고 신중하게 결정해야 한다. 주치의를 정했다면 원활하게 소통하면서 미리 치료과정을 자세히 묻고, 치료의 효과와 부작용 가능성에 대해 제대로 이해한 후 치료에 임하자.

2. 우선 효과가 빠른 침 치료부터 하자

침구요법은 인체의 기가 소통하는 경혈을 침으로 자극해 기혈순환을 원활히 하고 관련된 오장육부의 기능을 정상화하는 한방의 대표적인 치료법이다. 효과가 비교적 빠르고 활용범위가 넓어 한방에서 널리 쓰인다. 특히 각종 초기 질환에는 증상완화에 주력하는 양방보다 한방의 침 치료가 훨씬 안전하고 효과적이다. 침의 종류나 시술법은 병원마다 조금씩 차이가 난다.

일반적인 한방 치료 가운데 가장 효과가 빠른 만큼, 우선 침 치료를 잘하는 병의원에서 1~2주 정도 침을 맞아보고 병세가 호전되면 약을 쓸지 결정하는 것이 좋다. 침 치료를 통해 담당 의사의 실력을 어느 정도 가늠할 수도 있다. 침구법은 대개 치료를 시작하고 3~7일 내로 증상이 호전되는 것이 일반적이다. 침을 10회 이상 맞았는데도 호전도를 느낄 수 없다면, 환자에게 맞지 않는 치료일 가능성이 크다. 침으로 기순환을 원활히 한 후에 약을 쓰면 치료 면에서도 효율적이다. 침 치료는 인체의 기운을 덜어내기도 하므로 노약자가 매일 오래 맞는 것은 좋지 않다. 과로 등으로 많이 피곤할 때도 침 치료를 피하는 것이 좋다.

3 약은 한꺼번에 많이 짓지 말자

우리 몸의 기(氣)는 계속 변화하고, 병세 또한 변해간다. 하나의 질병에도 각 단계에 따라 본질적인 패턴에 변화가 있으므로 그 단계마다 각각 다른 처방을 한다는 것이 한의학의 기본 이론이다. 따라서 같은 약을 한꺼번에 많이 지어서 먹는 것은 피해야 한다. 가장 이상적인 방법은, 우선 반 제(한 제는 20첩) 정도를 복용한 후 몸의 변화를 살피고 의사와 다시 상담한 뒤에 계속 복용하거나 다른 약재를 쓰는 것이다.

한약은 효과가 늦게 나타난다는 속설이 있지만 치료 목적으로 처방된 약이라면 대부분 그렇지 않다. 한약은 오장육부의 기운을 변화시키는 것이므로 오래된 지병이라고 해도 몸이 호전되고 있다는 것을 환자가 느낄 수 있다. 병세의 긍정적인 변화가 전혀 없다면 자신에게 맞지 않는 약일 가능성이 크다.

4 명현현상과 부작용은 이렇게 구별하자

명현현상(호전반응)이란 몸이 호전되는 과정에서 일시적으로 나타나는 이상 증상이다. 침이나 한약 등의 치료를 통해 서서히 기혈(氣血) 순환이 촉진되고 신진대사가 원활해지면 몸에 쌓여 있던 노폐물이 배출되거나, 오래

동안 막혀 있던 기혈이 소통되면서 통증이나 피로감 등이 나타난다. 명현현상이 나타난 후에는 대개 병세가 빠르게 호전되는 것이 일반적이다.

하지만 명현현상과 잘못된 치료로 인한 부작용을 혼돈할 경우 피해를 본다. 치료를 받으면서 몸이 편안하거나, 혈색이 좋아지거나, 추위나 더위를 덜 타거나 하는 몸의 긍정적인 변화 없이 새로운 이상 증상만 계속되거나 병세가 악화된다면 치료로 인한 부작용일 가능성이 크다. 이럴 경우 치료를 중단하고 다시 상담하는 것이 좋다. 또 한약을 먹은 후에 소화가 되지 않거나, 복통이 있거나, 설사가 계속 된다면 대개 자신에게 맞지 않는 것이다. 혹은 그 약을 제대로 소화하지 못할 만큼 자신의 소화 기능이 약한 것이므로 소화기능부터 치료해야 한다.

보약도 신중하게 이용하자

우리 몸의 기(氣)에는 질병을 치유하는 좋은 기인 정기(正氣)와 병을 일으키는 나쁜 기인 사기(邪氣)가 있다. 일반적으로 보약은 인체의 정기를 보존하고 강화하는 역할을 한다. 병이 한창 진행되어 사기가 강할 때 보약을 먹으면 사기를 더욱 강하게 만들어 병세가 악화되기도 하므로 이럴 때는 보약을 피하는 것이 원칙이다. 우선 치료약을 써서 병부터 치료하는 것이 급선무다. 자주 체하거나 소화기능이 약할 때도 보약을 먹지 않는 것이 좋다. 이럴 때도 정확한 진단 후에 소화불량부터 치료하는 것이 효율적이다. 보약을 먹어서 제대로 소화 흡수가 되지 않는다면 그 효과를 기대할 수 없기 때문이다.

몸이 약하다고 해서 정확한 진단도 없이 보약재를 구해 집에서 달여 먹는 것은 위험하다. 자칫 기를 보해야 하는데 혈을 보하거나, 혈을 보해야 하는데 기를 보해서 부작용을 낳기도 한다. 실제로 십전대보탕 같은 약을 아무런 진단도 없이 몸에 좋다는 말만 듣고 먹어서 부작용을 겪는 이들이 적지 않다. 특히 한 가지 약재를 단독으로 장기간 달여 먹는 것은, 자신에게 맞지 않을 경우 큰 화를 부를 수 있다. 한의학 처방에서는 여러 약재를 함께 써서 서로 보완하고 부드럽게 작용하도록 하는 것이 기본 원칙이다.

모든 약이 그렇듯이 보약 역시 약이므로 장기간 많이 먹는 일은 없어야 한다. 오래 많이 먹으면, 몸의 어느 한 부분만 계속 보강되어 정상적인 생리 균형이 깨지므로 오히려 해가 될 수 있다.

4

편견을 깨면
기적이 일어난다
: 생활치유 처방전

대체의학자인 내게는 거의 매일 같이 희귀병, 불치병, 의원병 환자들이 찾아온다. 잘못된 치료와 건강법으로 병을 키운 사람들. 그들이 의학적 편견을 깨고 치유해가는 모습을 보면서 '우리 모두는 살아 숨 쉬는 한 기적을 만들 수 있는 존재'임을 다시 깨닫는다.

평생 먹던 약의
굴레를 벗다

여든이 넘은 유영자(이 책에 소개된 환자들의 이름은 모두 가명임) 할머니는 자기원의 최고령 환자다. '평생 변비 환자'였다는 그녀는 대변을 보는 게 너무 힘들어서 화장실에 한번 다녀온 후에는 2시간을 탈진 상태로 누워 있어야만 했다.

게다가 수십 년간 소화불량으로 고생했고, 감기에 걸린 것처럼 열과 땀이 나는 증상이 계속되어 '1년 365일 감기환자'로 살아왔다. 노년에 접어들면서부터는 고혈압, 두통, 요통, 현기증, 통풍 등도 줄줄이 나타났다.

병이 하나씩 생길 때마다 먹는 약이 늘어서 하루에 한 주먹씩 약을 먹었다. 이 모든 약이 증상만 임시로 완화시키는 증상완화제로 평생 먹어야 하는 것들이었다. 오래도록 먹었지만 병은 점점 늘어만 갔고, 급기야 하루 종일 누워만 있어야 했다. 어쩌다가 일어나서 움직여도 열 걸음을 걷기 힘들었다.

"어르신, 우선 약부터 좀 줄이셔야겠습니다. 이렇게 많은 약을 한꺼번에 드시니까 몸이 더욱 제 기능을 하지 못하는 겁니다."

"원장님, 제가 차로 치면 폐차 직전의 나이인데, 이렇게 약으로 버티다가 저 세상으로 가야지요."

"연세가 많다고 모두 아픈 것은 아닙니다. 80대에도 왕성하게 활동하는 건강한 어른들도 계시니까요. 젊을 때만큼의 활력은 아니더라도 얼마든지 건강하게 살 수 있습니다. 당장은 힘드시겠지만 진통제와 변비약, 위장약, 통풍약부터 끊어보시죠. 증상만 일시적으로 없애는 약들을 너무 드셔서 몸이 더 아프신 겁니다."

유영자 할머니는 약을 줄이자는 말에 처음에는 겁을 냈다. 하지만 자기조절을 시작한 후 통증이 줄고 몸의 컨디션이 호전된다는 것을 느낀 후부터 '나이가 들어도 나을 수 있다'는 것을 이해하게 되었고, 발병 원인을 바로 잡는 생활치유법을 하나씩 실천했다.

환자의 생활을 꼼꼼하게 점검하면 대개 병을 부추긴 원인을 찾을 수 있다. 그래서 나는 환자와 가급적 많은 대화를 해서 환자를 이해하려고 노력한다. 그래야만 발병의 원인을 찾아내고, 병의 뿌리를 없애는 처방을 할 수 있기 때문이다.

유영자 할머니의 진단 결과, 심실(心實 : 심장의 사기 과잉)로 열이 많은 체질이었다. 열성 체질인 분이 건강에 좋다는 말만 듣고 수십 년간 홍삼과 마늘환을 먹고 있었다. 이들 식품이 모두 열을 많이 내는 것으로 병을 키우는 요인이었다. 우선 체질에 맞지 않는 건강식품부터 끊도록 권했다.

식생활도 문제였다. 아침식사를 커피와 토스토로 간단히 때우고 간식으로 달콤한 과자나 빵을 즐겨 먹었다. 아침식사를 제대로 하지 않고, 섬유질이 부족한 당분 과잉 식품만 선호한 것이 평생 변비를 낳은 주된 원인이었다.

한번이라도 대변을 시원하게 보는 게 소원이라는 할머니께, 아침에 몇 숟가락이라도 좋으니 밥에 김치, 나물 같은 우리의 전통 식단으로 드시도록 권했다. 그리고 간식도 일반 빵이나 과자 대신 섬유질이 많은 호밀빵을 드시도록 권했다.

평생의 생활습관을 바꾸기가 쉽지 않았지만 할머니는 차츰 잘못된 생활습관을 바로 잡았다. 그 결과 정상적으로 대변을 보게 되었고, 변비가 없어지자 요통도 서서히 줄어들기 시작했다. 허리 통증 때문에 제대로 움직일 수조차 없었는데, 요통이 줄자 조금씩 걸을 수 있게 되었다. 움직이고 걷기 시작하자 통증은 더욱 줄었고, 소화력과 혈압도 더불어 개선되었다.

할머니는 여러 만성질환의 증상완화에 사용한 약들을 차차 모두 끊었다. 그 후 그 많던 병이 계속 호전되었다. 지긋지긋한 감기 증상이 사라지고, 현기증이 낫고, 혈색도 좋아지면서 회춘한 것 같다며 기뻐하셨다.

"하루 내내 이래도 아프고 저래도 아파서 진통제 없이는 죽을 것 같았는데, 약을 먹지 않고 이렇게 컨디션이 좋으니 믿기지 않아요. 30년간 먹은 소화제 없이도 음식을 먹을 수 있다는 것도 기적입니다. 제가 폐차 직전에서 재생한 것 같아요."

● 통증보다 무서운 진통제

유영자 할머니처럼 많은 환자들이 약물 과잉으로 병을 키운다. 통증을 비롯한 증상에서 잠시라도 벗어나기 위해 증상완화제를 달고 살면서 결국 근원적인 치유에서 점점 더 멀어진다. 특히 많은 질병의 증상으로 나타나는 '통증'을 환자들은 견디기 힘들어 한다. 그래서 평생 진통제를 먹는 환자들이 많다. 진통제에 의존하는 한 결코 병은 나을 수 없고 악화될 뿐이다.

통증은 체내 조직 및 신경의 손상, 염증 등으로 나타나는 불쾌한 감각인데, 외부의 충격, 신진대사의 이상, 병원균의 침입 등 우리 몸의 비상사태를 통증이라는 확실한 감각으로 뇌에 전달하기 위해서 나타난다. 통증은 불쾌한 감각 장애지만, 인체가 스스로를 보호하기 위한 방어수단으로서 몸의 이상을 전달하는 경고반응인 셈이다.

통증은 그 자체가 질병이 아니기 때문에 없앤다고 해서 원인이 되는 병이 치료되지는 않는다. 그런데도 많은 사람들은 당장의 통증을 없애는 데 급급해 바로 진통제를 먹는다. 우리가 먹는 소염진통제는 얼마간 통증을 억누르는 역할만 할 뿐이다.

문제는 진통제의 장기 복용이 또 다른 통증과 새로운 병을 부추긴다는 것이다. 소염진통제가 염증을 가라앉히고 통증을 없애는 역할을 하는 것은, 체내에서 프로스타글란딘의 생산을 억제해 혈류를 멈추어 차게 하는 작용을 하기 때문이다. 프로스타글란딘은 체내의 혈류를 원활하게 하기 위해 혈관을 확장시키고 그 과정에서 통증과 발열 등을 일으킨다. 소염진통제를 사용해 프로스타글란딘이 줄면 지각신경이 마비되어 통증이 누그러진다. 그러나 진통제로 프로스타글란딘의 생산을 무리하게 억제하면 혈관이 막혀 혈류 장애가 악화된다. 혈류 장애로 생기는 통증이 많은데, 결국 병을 더욱 부추기는 결과를 낳는 셈이다.

진통제를 복용하다 중단하면 인체는 혈류를 다시 회복하기 위해 프로스타글란딘을 동원하기 때문에 다시 통증이 시작된다. 또다시 소염진통제를 먹어야 하는 악순환이 반복되고, 나중에는 극심한 혈액순환 부진으로 온갖 병을 부른다. 요통을 없애기 위해 먹은 진통제로 두통이나 복통 같은 다른 통증이 생기는 것은 이 때문이다.

결국 진통제의 장기 복용은 혈액순환 장애, 조직 파괴, 면역력 저하 등으로 이어지면서 고혈압, 당뇨, 불면, 변비, 현기증, 위장출혈 및 소화성 궤양, 각종 신경통 등 새로운 병을 줄줄이 부르게 된다.

통증이 있을 때마다 진통제를 복용하는 것은 우리 몸의 경보기를 완전히 파괴하는 것이기도 하다. 진통제로 증상을 계속 억누르다 보면 통증의 원인이었던 큰 병을 알 수 없게 되고, 병이 더욱 악화되어도 감지할 수 없게 된다. 결국 진통제를 계속 이용한다는 것은 잠시 통증에서 벗어나기 위해 병을 더욱 키우고 새로운 병을 만드는 위험한 결과를 낳는다.

● **새로운 병을 부추기는 약**

진통제뿐만 아니라 오늘날 만성병에 처방되는 대부분의 약은 평생 먹어야 하는 것들이다. 병을 낫게 하는 게 아니라 증상만 잠시 완화시키는 약이다 보니 약효가 떨어지면 점점 먹는 양을 늘리거나 더 강한 증상완화제를 써야 한다.

모든 약은 오래 먹으면 체내 장기에 악영향을 미친다. 약은 우리 몸의 간에서 대사과정을 거쳐 혈관을 통해 온몸으로 이동하고 목표물에 가서 약효를 낸 후 남은 찌꺼기는 배출된다. 그러나 약 성분이 100% 체외로 배출되는 것은 아니다. 안전한 약이라고 하더라도 약물을 장기간 또는 과다 복용하면 체내에 쌓이게 되고 시간이 흐르면서 부작용이 나타난다.

약물의 장기 복용은 우선 체내 약물 대사를 주관하는 간을 훼손시키는 원인이 된다. 우리 몸의 해독공장의 역할을 하는 간을 장기간 혹사시키면 약화될 수밖에 없다. 간염 환자가 거의 없었던 아프리카에 원조를 통해 항생제가 들어간 후 간염 환자가 급격히 늘어났다는 보도는 약이 간 기능을 얼마나 손상시키는지를 보여준다. 약을 오래 복용한 사람들이 대부분 간 기능이 저하되어 있는 것은 이 때문이다.

간이 체내에서 약을 분해한다면 신장은 약을 배설하는 역할을 한다. 우리 몸의 뿌리 역할을 하는 신장 역시 약을 오래 먹으면 큰 부담을 받는다. 잠시 복용하는 것이 아니라 장기간 먹으면 간장과 신장을 약화시켜 해를 자초한다. 만성병으로 증상완화제를 평생 달고 사는 이들에게 약물 부작용은 예견된 비극이나 다름없는 셈이다.

● **중복 처방의 위험한 현실**

유영자 할머니처럼 여러 지병으로 많은 약을 먹는 환자들은 부작용에 더욱 노출되어 있다. 같은 효능의 약을 중복해서 처방 받기도 하고, 복용한 약이 체내에서 상호 작용해서 부작용을 더 키우기도 한다.

오늘날 병원에서는 약을 처방할 때 주로 여러 약을 함께 사용하는 '다제 병용요법'을 쓴다. 단순한 고혈압인 경우도 몇 가지 약을 같이 쓰는 것이 보통이다. 치료 효과를 보강하기 위한 것도 있고, 처방하는 약으로 생길 부작용을 줄이기 위해 또 다른 약을 쓰기도 한다. 약으로 인한 폐해와 부작용이 늘어나는 현상은 이와 무관하지 않을 것이다.

2004년 분당 서울대병원 노인병센터에서 65세 이상의 내과환자 250명을 대상으로 약물복용 여부를 조사한 결과, 조사 환자의 78%가 3개 이상의 만성질환이 있으며, 환자의 39%가 4개 이상의 약물을 먹는 것으로 나타났다.

또한 이들 환자 가운데 7%가 약물 부작용으로 병원에 입원한 것으로 나타났다. 간과 신장 기능이 떨어져 약물의 대사 및 배설 기능이 제대로 이루어지지 않는 이들에게 특히 약물 부작용이 많았다. 이 조사에서는 심장센터와 뇌신경센터에서 동시에 진료 받는 환자 가운데 혈압강하제, 고지혈증 치료제, 혈소판응집억제제 등을 중복해서 처방 받는 문제점이 드러나기도 했다.

여러 약을 같이 먹거나 동일한 효과의 약을 중복해서 먹을 경우, 부작용의 가능성은 그만큼 커진다. 약물의 부작용 측면에서 보면, 한 가지 약이 5%의 부작용 위험성이 있다면 두 가지 약을 함께 복용함으로써 부작용 발병률은 2배, 3배로 늘어난다는 것이 일반적인 견해다. 많은 약을 함께 먹는다면 부작용 위험성이 눈덩이처럼 커질 수 있다. 이런 위험성이 있는데도 오늘날 고령 환자들은 대개 몇 가지 질환을 동시에 가지고 있고 그로 인해 여러 약들을 같이 먹고 있다. 그러면서 결국 원래 병보다 더 무서운 부작용으로 지병이 더 심해지고 새로운 병을 얻기도 한다.

약의 부작용에 시달리는 환자들을 나는 거의 매일 같이 만나고 있다. 혈압약의 장기 복용으로 신장병이 생긴 환자, 당뇨약의 장기 복용으로 동맥경화가 온 환자, 아토피약의 장기 복용으로 부신 기능이 저하된 환자, 항생제의 장기 복용으로 면역력이 저하된 환자 등 다양한 부작용 사례를 접하고 있다. 하지만 정작 환자들은 자신이 먹는 약의 부작용을 이해하지 못하는 경우가 대부분이다. 병이 심해져도 약물 과잉이 아니라 지병이 악화된 것으로 받아들인다.

그런 환자들이 오면 '병보다 더 무서운 것이 평생 먹어야 하는 약들'이라는 사실을 자세히 설명한다. 약으로 증상만 잠시 완화시키면서 더 큰 병에 걸리지 말고, 병을 일으킨 생활습관부터 바로 잡아야 근본 치유가 된다는 것도 입이 마르도록 설명한다. 이것을 제대로 이해하고, 적극적인 치유 주체가 되는 환자들은 약의 굴레를 벗고 건강을 되찾는다.

● **약 중독에서 먼저 벗어나자**

70대인 박정훈 씨가 그런 경우다. 그는 5~6년 전부터 온몸이 아폰 전신통에 시달렸다. 그것도 병원에서 진단조차 나오지 않는 원인 불명의 질환이었다. 전기에 감전된 듯 저리고 아파서 차라리 죽고 싶다는 생각이 수없이 든다고 했다.

그래서 잠시나마 고통에서 벗어나기 위해 진통제에 의지하게 되었다. 처음에는 몇 알을 먹던 것이 점점 양이 늘어서 하루에도 몇 차례나 진통제를 먹었고, 그것도 모라자서 일주일에 3회는 진통제 주사를 맞았다. 중증 암환자들처럼 피부에 패치까지 붙이면서 통증을 견뎠다.

"원장님, 하루 24시간 내내 얼마나 아픈지 모릅니다. 말로는 다 설명도 못하겠어요. 통증도 힘들지만 온몸이 전기에 감전된 것 같이 저려서 견딜 수가 없어요. 앉아도, 누워도, 서도, 아프고 저려서 정말 죽을 맛입니다."

"저도 어릴 적에 진단조차 나오지 않는 병으로 죽을 것 같이 아팠지요."

"원장님도요! 어떻게 나으셨습니까?"

"자기요법과 생활관리로요. 어르신도 나을 수 있습니다. 그러려면 우선 진통제부터 끊으셔야 합니다. 그게 더 통증을 만들거든요."

이미 5~6년간 약을 먹어 진통제 중독인 박정훈 씨는 차차 약을 끊었다. 자기조절을 하면서 통증을 어느 정도 견딜 수 있게 되자 한 주먹씩 먹던 진통제를 6개월에 걸쳐 단계적으로 끊었고, 결국 약 중독에서 완전히 벗어났다.

박정훈 씨는 선천적으로 심허(심장의 정기 부족)인 체질로, 심장의 기운이 약했다. 그런 체질을 타고난 분이 운영하던 회사의 경영난으로 너무 신경을 쓰고 있었다. 그 극심한 스트레스가 심혈관계를 비롯해 전신의 순환기능을 떨어뜨렸고, 순환장애로 인해 통증이 유발된 듯했다.

사업에 대한 정신적인 스트레스 외의 일상생활, 즉 식생활이나 운동 등은 비교적 모범적으로 하고 있었다. 젊은 시절부터 허약한 편이어서 건강관리를 제대로 해왔던 것이다. 노년에 접어들면서부터 단 것을 즐겨 먹기도 했지만, 자기치료를 받으면서 당분 과잉의 식습관은 바로 잡았다.

문제는 심리적인 스트레스였다. 회사가 흔들리면서 최근 몇 년 간은 '어떻게 회사를 살릴 것인가'로 걱정이 많았다고 한다. 그 정신적 스트레스가 통증을 일으킨 주원인이었던 셈이다. 이미 환자 자신도 정신적 스트레스로 건강을 잃었다는 것을 어느 정도 깨닫고 있었다.

"사업적인 스트레스가 발병의 원인이라는 것을 아신다면, 저는 별로 해드릴 게 없습니다. 다시 건강을 되찾는 건 순전히 어르신한테 달렸습니다. 건강하셔야만 일이 있다는 것도 아시겠지요."

심리적 고통 때문에 병을 키워온 고령 환자들에게는 말을 하기가 어렵다. 결국 마음이 치유도, 행복도 만든다는 원론적인 이야기를 하는 것도 주제넘은 것 같아서다. 심리적 스트레스가 어떻게 몸을 바꾸어놓는지를 설명하는 역할만 할 수 있을 뿐이다.

난치병의 고통 속에서 자신의 마음이 병을 만든 뿌리라는 것을 자각하면, 현명한 환자들은 마음을 다스리기 위해 노력한다. 생명을 걸어야 할 만큼 집착해야 할 것은 없다는 사실을 알기 때문이다.

박정훈 씨 역시 그랬다. 어느 날 진료를 받으러 와서 갑자기 '마음을 비우고 욕심도 내려놓았다'고 했다. 그 날 이후 병은 빠르게 나았다. 요즘은 진통제 없이도 건강하게 지내고 있다.

고령 환자들의 치유력을 보면서 우리 몸이 얼마나 기적적인 존재인지를 깨닫는다. 병을 더 키우는 증상완화제의 굴레를 벗고 발병의 원인을 찾아 바로 잡으면, 노년의 몸도 스스로 치유력을 발휘한다. 일흔이 넘고 여든이 넘은 환자들에게도 가능한 일이다. 만성질환은 평생 관리해야 하는 병으로 완치가 불가능하다는 생각은, 순전히 현대의학의 그릇된 편견일 뿐이다.

채식주의 신화가
병을 부른다

"약으로 생각하고 고기를 몇 점만 먹어보세요."

채식이 으뜸 건강식이라고 알려진 세상에서 채식주의자 박은희 씨에게 육식을 권했더니 놀라는 기색이 역력했다. 속으로 나를 '이상한' 의사라고 생각했는지도 모른다.

박은희 씨는 건강하게 살겠다고 채식주의가 된 사람이다. 그러나 안타깝게도 그 채식주의로 인해 병이 든 경우였다. 병도 한두 가지가 아니었다. 마치 젊은 시절 나를 보는 것처럼 온갖 병을 가지고 있었다. 극심한 소화불량, 설사, 신경과민, 갑상선기능항진, 고혈압, 현기증, 수면장애에 시달렸고, 장내 가스가 많이 생겨서 호흡도 자연스럽지 못할 만큼 병약한 상태였다.

그녀가 채식주의자가 된 것은 10여 년 전이다. 갑자기 생긴 피부병을 치유하기 위해서는 육류를 먹지 말아야 한다는 지인의 말을 듣고 육식을 끊었고, 그 이후 채식만 하면서 살아왔다고 한다. 급성 피부질환은 나았지만 그 후로 건강은 점점 나빠져서 '걸어다니는 종합병원'이라고 불릴 만큼 '골골' 하며 살아왔다.

박은희 씨의 진단결과는 간실(간장의 사기 과잉)·위실(위장의 사기 과잉)로, 위산이 과다분비 되는 경향이 있는 체질이었다. 소화기능이 비정상적으로 강하고 열이 많아서 소화액이 지나치게 분비되는 사람이 채소만 먹고 살 경우, 소화액과 열을 모두 처리할 수 없어 병을 부추긴다. 소화불량, 가스 과다 생성, 현기증 등을 일으킬 수 있고, 몸 전반의 기운도 현저하게 떨어지게 된다.

단지 육류와 채소를 놓고 비교하면, 육류는 열을 내고 채소는 열을 식히는 역할을 하는 것이 일반적이다. 하지만 간 경락에 열이 치우친 사람은 담즙과 위산이 많이 분비되기 때문에, 육류 단백질을 어느 정도 먹어야 속이 편하고 가스도 덜 차며 소화작용이 원활해진다.

간 경락에 열이 많은 사람이 채소만 먹거나 신 맛이 나는 식품을 즐겨 먹으면 소화기능이 떨어질 수밖에 없다. 위장에 가스가 많이 차면 다른 이상을 부추길 수도 있다. 이런 체질을 가진 박은희 씨가 오래도록 육류는 전혀 먹지 않고 채소만 먹으면서 살아왔으니 병을 부추긴 셈이다.

그녀는 장기간 육식을 전혀 하지 않아서 기력도 많이 쇠진한 상태였다. 그래서 초진을 할 때, 약으로 생각하고 고기를 몇 점 정도라도 먹어보라고 권했던 것이다.

"채식주의를 해도 괜찮은 체질이 있지만, 나쁜 체질도 있습니다. 은희 씨는 고기를 조금씩 먹는 것이 건강에 좋은 체질입니다. 그런데 오랫동안 전혀 육식을 하지 않은 것이 병을 키운 원인인 것 같아요. 오늘부터라도 나물 반찬에 돼지고기 수육 몇 점을 같이 한번 먹어보세요. 채소보다는 육류가 성질이 따뜻하지만, 돼지고기는 소고기나 닭고기와 달리 간 경락의 열을 내리는 데 도움이 되지요. 조금씩 육식을 하게 되면 분명 가스가 덜 차고, 어지러운 것도 덜 하고, 기운이 날 겁니다."

육식을 하라는 처방을 받은 은희 씨는 처음에는 잘 따르지 않았다. 고기를 먹으면 소화가 안 되고 건강에 좋지 않다는 고정관념이 너무 강해서 선뜻 바꿀 수 없었다고 한다. 내심 그냥 자기요법만 열심히 받자는 생각이었다. 자기조절을 하면서 병세가 분명 호전되고 있었지만 치유효과가 빠르지 않고 기력이 늘 약해서, 그녀를 만날 때는 고기를 조금씩 먹는지 계속 물었다. 그럴 때면 빈말로 먹는다고 대답하곤 했다.

그러던 어느 날 제대로 걷지도 못할 만큼 갑자기 어지럼증이 심해서 '돼지고기를 한번 먹어볼까' 하는 생각이 들었다고 한다. '의사가 그렇게 먹으라고 하는 데는 이유가 있겠지' 하는 마음도 들었던 것이다. 그래서 10여 년 만에 처음으로 고기를 먹었고, 한 점을 먹자 너무 맛있어서 그 자리에서 실컷 먹었다고 한다.

그러자 신기하게도 현기증이 호전되었고, 속이 더부룩하고 가스가 차서 까맣던 얼굴이 하얘졌고, 기운도 났다고 한다. 고기를 좀 먹었다고 그렇게 컨디션이 좋아질 수 있는지 놀랄 정도였다고 한다. 그날 이후 그녀는 채식주의를 접고, 종종 고기도 맛있게 먹으면서 생활하고 있다. 물론 병도 빠르게 나았다. 건강하게 살겠다고 채식주의자가 되어 오히려 10여 년간 건강에 치명적인 해를 입은 후에야 골고루 먹는 것이 얼마나 중요한지 깨달은 셈이다.

박은희 씨처럼 채식만 고집하다가 병을 키운 사람들은 의외로 많다. 고기를 전혀 먹지 않아 무력감과 빈혈에 시달리는 환자도, 채소주스를 지나치게 먹어 소화불량으로 복통을 일으키는 환자도, 병원에서 치료를 제대로 하지 못할 만큼 허약한 채식주의 암환자도 보았다. 암환자들에게 널리 퍼진 잘못된 상식 가운데 하나가 '육식을 하면 혈액이 탁해져서 암이 커진다'는 것이다.

한 암환자도 그 속설을 믿고 육식을 하지 않아 항암주사를 맞을 수도 없을 만큼 기력이 약해져 병원에서도 육식을 하고 오라고 했다는 것이다. 육류 단백질을 섭취하지 않으면 병을 이기는 면역체를 제대로 만들 수 없고, 힘든 치료를 견딜 체력도 생기지 않기 때문이다. 그 환자는 육식을 한 후에 정상치보다 낮던 혈액 수치가 올라가서 항암 주사를 맞을 수 있었다고 한다.

채식주의가 마치 모든 사람에게 좋은 건강법인 것처럼 알려지면서 피해가 계속 늘고 있는 실정이다.

● 육식으로 나은 30년 만성 비염

50대인 이경아 씨도 채식주의로 병을 키운 환자다. 그녀는 휴지가 없으면 잠시도 생활을 못할 정도로 심각한 비염 환자였다. 아침에 일어나면 흘러내리는 콧물을 닦느라 두루마리 휴지 반통을 그 자리에서 쓸 정도로 증상이 심했고, 내게 처음 진료를 받을 때도 내내 코를 푸느라 대화를 이어가기 힘들었다. 비염 외에도 평소 소화 불량이 심했고 무릎과 다리가 아파서 오래 걷지 못하는 상태였다.

이경아 씨의 진단 결과는 심허(심장의 정기 부족)·비허(비장의 정기 부족)로, 심장의 기가 약한 냉성 체질이었다. 그녀는 육류를 먹으면 소화가 되지 않고 건강에 해롭다는 잘못된 편견을 갖고 채식주의를 고집해왔다. 그 결과 소화기능이 점점 더 약해지고 더불어 비염도 키운 것이다.

한의학에서는 위장에서 음식물이 제대로 소화되지 않으면 담(痰: 체내 진액이 일정한 부위에 쌓여 걸쭉하고 탁하게 된 것)이 된다고 본다. 담이 오래 되면 우리 몸은 그것을 없애기 위해 열을 발생한다. 이 열은 상부의 머리 쪽으로 올라가기 쉽고 두통, 어지럼증, 가래, 비염, 눈 충혈, 이명, 변비, 소변불리(오줌의 양이 적어지면서 잘 나오지 않는 증상) 등이 나타날 수 있다. 우리 몸 내부에 있는 담음(痰飮 : 정상적으로 소화되지 않은 체액으로, 현대의학에서 말하는 노폐물)을 스스로 내보내려 하다 보니 가래나 콧물의 형태가 되고, 피부로 발산되면 피부 알레르기가 되는 것이다. 결국 소화기능을 회복하는 것이 치유의 관건이었다. 그러려면 우선 심장과 비장의 기운을 돕는 소고기나 닭고기, 뿌리채소를 적절히 먹어야 한다.

"이경아 씨는 육식이 맞는 냉성 체질인데 그동안 너무 채소만, 그것도 생채소 위주로 드신 것이 발병의 주원인인 것 같습니다. 생채소는 익힌 채소보다 수분함량이 더 많아서 몸을 더 차게 만들고, 소화흡수율도 떨어지죠. 채소 섭취가 많다 보니 미처 대사하지 못한 수분으로 인해 비염이 나타나는 것이고요. 채소를 드시려면 익힌 나물이나 비교적 따뜻한 성질인 뿌리채소류를 드세요. 또 소고기나 닭고기를 1주일에 1~2회 정도 점심 때 약간씩 드시면 열을 내어 치유에 도움이 될 겁니다."

나는 이경아 씨에게 체질적 특징과 음식의 관계, 소화작용과 비염의 관계를 자세히 설명했다. 이것저것 물으면서 제대로 이해를 한 그녀는 자기요법을 시작하면서 동시에 식생활을 바꾸어 고기반찬을 조금씩 먹기 시작했다. 그러자 3개월 만에 만성 비염이 사라졌다.

그 후 차차 소화불량과 하체의 통증도 가시게 되었다. 보통 열이 머리 쪽으로 몰리면 하체로 기가 제대로 내려오지 않아서 다리와 무릎이 아픈 경우가 많은데, 열이 내려오면서 통증도 사라진 것이다.

그녀는 채식주의에서 벗어나자 줄줄이 병이 낫는 것을 신기해했다. 우리 몸은 원래 그런 것이다. 모두가 연결되어 있기 때문에 증상이 제각각이고, 아픈 데가 따로 떨어져 있어도 사실은 서로 관련이 있다. 그러다 보니 병의 뿌리가 된 하나를 바로 잡으면 줄줄이 치유가 되는 것이다.

30년간 달고 산 중증 비염이 고기를 먹어 나았다고 하면, 사람들은 이상하게 생각할지 모른다. 그러나 실제 임상 일선에서는 이런 일이 드물지 않게 일어난다. 채식주의에 대한 잘못된 환상이 마치 진리처럼 퍼져 있기 때문이다.

● **체질별로 다른 채식주의의 효과**

사람들의 체질은 모두 다르다. 채식만 하면 분명 건강에 해로운 사람이 있다. 물론 타고 나기를 채식이 잘 맞는 사람도 있다. 간허(간장의 정기 부족) 체질인 경우, 지방을 제대로 대사하지 못하고 육류의 소화능력이 약하므로 채식이 잘 맞는 편이다. 신허(신장의 정기 부족) 체질 가운데 심장에 열이 많은 사람도 충분한 수분 공급이 필요하므로 채식이 맞다. 채식주의자가 된 후 놀랄 만큼 건강이 좋아졌다는 사람이 있다면, 바로 이런 체질일 것이다. 이런 일부 사람들의 사례가 보도되면서 '채식주의 신화'가 만들어졌고, 마치 모든 사람에게 좋은 건강법인 것처럼 알려진 것이다.

조금만 관심을 기울이면 자신에게 잘 맞는 음식을 알 수도 있다. 우리 몸은 스스로 자신에게 맞는 음식은 당기고, 맞지 않은 음식은 거부하기 때문이다. 저녁에 육식을 하거나 우유를 먹었을 때 가스가 많이 차는 사람이라면 대체로 채소가 더 맞는 사람일 수 있다. 이럴 때는 채소 위주의 식단에 생선을 적절히 먹는 것이 좋다. 아니면 가끔 삶은 고기를 몇 점 먹는 것이 균형 잡힌 식사일 것이다. 채소가 맞는 체질이라고 해도 아침에 채소나 과일만 먹는 것은 좋지 않다.

채식만 했을 때 기운이 없고 가스가 많이 찬다면 육류가 맞는 체질이라고 볼 수 있다. 이럴 때는 채식만 고집할 것이 아니라 채소와 함께 육류를 일주일에 1~2회 정도 적당히 먹는 것이 좋다. 육류는 잠자리에 드는 저녁시간보다 양기가 강한 점심때 먹는 것이 좋고, 채소와 함께 먹는 것이 이상적이다.

체질 분류를 떠나서 자신이 어떤 음식을 먹어서 소화가 안 되고 가스가 찬다면 일단 피하는 것이 좋다. 아무리 영양소가 풍부한 자연식품이라고 해도 소화가 되지 않으면 독소가 되기 때문이다. 골고루 먹는다는 기본 원칙 아래 자신이 제대로 소화시키는 음식을 비중 있게 먹는 것이 현명하다. 많은 질병의 원인은 소화불량과 배설이 원활하지 않는 데서 시작되기 때문이다.

채식주의가 맞는 사람 & 맞지 않는 사람

- 한방으로 볼 때, 간의 사기(나쁜 기)가 강하거나 냉성 체질인 경우는 채식주의가 맞지 않다. 반면 간의 정기(좋은 기)가 약해 지방 대사를 제대로 하지 못하는 이들과 신장의 정기가 약한 열성 체질은 채식주의가 비교적 맞다. 하지만 이런 체질 구분을 일반인이 쉽게 할 수는 없다. 전문가의 진단, 즉 각 장부의 에너지를 제대로 점검해야만 정확히 알 수 있다.
단지 평소 몸에 열이 많다고 열성 체질로 쉽게 판단하고 채식주의를 하는 것은 매우 위험하다. 머리와 손발에 열이 많아 열성 체질처럼 보이더라도 속이 냉해서 채식이 맞지 않는 이들도 있기 때문이다. 속이 냉한 체질 가운데 열이 머리로 올라서 얼굴에 열이 많은 이들이 적지 않다. 냉성 체질과 열성 체질을 구분하는 일조차 간단하지 않다. 겉으로 드러난 단편적인 모습으로 쉽게 체질 구분을 하거나, 일반인도 간단하게 체질을 알 수 있는 것처럼 말하는 그릇된 건강 정보가 건강을 해칠 수 있다.

- 채식만 한 후에 몸의 반응을 살피면 채식이 맞는지를 대체로 알 수 있다. 채식만 계속 했을 때 어지럽거나, 기운이 없거나, 가스가 많이 차거나, 속이 메스껍거나, 소화력이 떨어지거나, 가슴이 답답하거나, 얼굴에 열이 나거나, 한기가 느껴지거나, 설사를 자주 하거나, 소변이 자주 마렵거나, 소변이 잘 나오지 않거나, 숙면을 취할 수 없거나, 두통·관절통·두드러기·인후염·감기 증상이 오래 가는 등 이전에 없던 이상이 있다면 채식주의가 맞지 않다.

채식이 육식보다 소화가 잘 된다는 것도 잘못된 편견이다. 자신에게 잘 맞는 음식과 잘 맞지 않는 음식이 서로 다른 것처럼, 소화를 잘 시킬 수 있는 음식도 사람마다 차이가 난다. 어떤 식품을 먹은 후에 속이 더부룩하고 가스가 차며 소화가 안 되는 느낌이 든다면, 자신이 제대로 소화·흡수하기 힘든 음식이라는 말이다. 소화와 흡수가 제대로 되지 않으면 몸에서 독소가 될 뿐이다. 무엇을 먹느냐보다 얼마나 소화와 흡수를 잘할 수 있느냐가 중요하다.

- 채식만 했을 때 피로가 덜하거나, 몸의 열감이 줄거나, 몸 전반의 기력이 좋아진다면 채식주의가 맞다. 평소 육식을 하면 소화가 잘 되지 않거나, 대변이 제대로 나오지 않거나, 저녁에 육류나 우유를 먹었을 때 가스가 많이 생긴다면 대체로 채식주의가 맞다. 채식주의가 맞는 체질이라고 해도 육식을 전혀 하지 않고 채식만 계속하는 것은 몸의 균형을 무너뜨린다.

● 채식주의 만능이 부른 부작용

채식주의가 만능 건강법으로 통하는 데는, 육식이 만병의 근원이라는 그릇된 통념도 작용한다. 육식이 비만 같은 생활습관병의 주된 원인으로 알려지면서 자연히 채식주의가 건강의 대안으로 주목받았다.

하지만 채식을 거의 하지 않고 주로 고기를 먹는 케냐의 마사이족과 북극의 에스키모인들이 유달리 건강하다는 연구결과를 보면, 우리가 육식에 대해 잘못된 편견을 갖고 있다는 것을 알 수 있다.

문명화된 사회에서 비만과 각종 생활습관병을 부추기는 주된 원인은 따로 있다. 바로 당분 과잉의 식생활이다. 요즘 사람들은 탄수화물을 과잉 섭취하고, 설탕 과잉의 음료, 빵, 과자 등을 지나치게 먹는다.

어디 그뿐인가! 설탕과 감미료가 다량 함유된 가공식품을 즐기고, 바깥에서 사먹는 음식 또한 대부분 설탕이 많이 들어가 있다. 과잉 섭취된 당분은 체내에서 지방으로 축적되어 비만과 각종 생활습관병을 부추긴다.

한의학에서도 '단맛을 지나치게 먹으면 신장이 상한다'고 했다. 신장은 우리 몸의 뼈를 다스리는 장부이므로 단맛의 과잉은 곧 뼈를 약하게 만들기도 한다. 또 단맛의 음식은 대체로 성질이 따뜻한 편이다. 체내에서 열을 만들기 쉽고, 그 열로 인해 염증을 일으키기도 쉽다. 위장과 장 근육도 이완시켜 현대의학에서 말하는 장누수증후군(장 점막이 손상되어 염증 등 각종 증상을 일으키는 질환)을 부추기기도 한다.

이런 많은 폐해에도 불구하고 설탕의 섭취는 계속 늘고 있다. 우리나라뿐 아니라 설탕의 과잉 섭취가 세계적인 문제가 되면서, 2014년 초 세계보건기구(WHO)는 '설탕을 비만의 주범'으로 지목하고 섭취량을 줄이라고 권고했다. 비만과 생활습관병이 걱정된다면 당분 과잉의 식생활부터 바로 잡아야 한다.

채식주의는 영양 면에서도 문제가 된다. 필수 영양소는 우리 몸에 꼭 필요한 영양소로, 반드시 음식물을 통해 섭취해야만 생명활동을 유지할 수 있다. 필수 영양소인 단백질이 풍부한 육류를 전혀 먹지 않으면 영양 불균형으로 몸의 이상을 부추긴다.

육류, 즉 동물성 단백질에는 10종의 필수 아미노산이 골고루 함유되어 있고, 특히 식물성 단백질에 부족한 아연과 철분이 풍부하다. 뿐만 아니라 동물성 단백질은 우리 몸에서 흡수·이용되는 비율이 높아서 인체의 근육·뼈, 면역세포, 각종 호르몬 등을 만드는 주원료로 쓰인다.

우리 몸의 면역체와 각종 물질을 만드는 원료가 부족하면 결코 건강을 지킬 수 없다. 그런 사실은 최근에 발표되는 연구보고를 통해서도 알 수 있다. 오스트리아 그라츠 의과대학의 2014년 연구결과에 따르면, 육식을 하는 사람들보다 채식주의자들이 심장병 및 암 발병 가능성이 50% 높고, 알레르기 질환에 걸리는 확률도 2배 높으며, 우울증이나 불안증 같은 정신질환에 더 많이 걸리는 것으로 나타났다. 영양불균형이 각종 질환의 발병 위험을 높인다는 말이다.

실제 채식만 하다가 건강을 잃은 어느 채식주의자의 이야기가 화제가 되기도 했다. 완전 채식주의인 비건(Vegan)로 살아온 환경운동가 리어 키스(Lierre Keith)는 자신의 저서 《채식의 배신》을 통해 채식주의를 고집한 20년간 건강을 완전히 잃었다고 한다. 젊은 그녀는 생리가 멈추고, 저혈당에 시달리고, 아무 이유 없이 척추가 내려앉는 퇴행성 디스크질환으로 엄청난 통증과 싸웠다. 또 만성 피로와 위장병, 극심한 우울증과 초조감 속에서 힘든 세월을 보냈다. 결국 그녀는 다시 육식을 시작하면서 치유의 길로 들어섰다고 한다.

우리 뇌의 신경전달물질은 모두 아미노산으로 만들어진다. 행복한 감정을 불러일으키는 신경전달물질인 세로토닌은 아미노산의 일종인 트립토판에서 만들어지는데, 식물에서는 이 트립토판을 얻기 힘들다. 채식주의는 몸의 건강뿐만 아니라 우울과 불안 등으로 마음의 건강까지 위협할 수 있다.

리어 키스는 자신의 극심한 우울증이 개인적인 감정의 결함이 아니라 '단백질과 지방을 섭취하지 못한 인간의 뇌에서 일어나는 생화학적 현상'이라는 것을 깨달았고, 다시 육식을 하면서 '영양으로 가득 찬 식사를 통해 우울증이 사라져 날마다 감사하면서 살고 있다'고 한다.

전 세계의 건강한 공동체를 방대하게 연구해온 미국의 의학박사 웨스턴 프라이스(Weston Price)의 연구결과를 통해서도 채식주의에 대한 환상을 깰 수 있다. 프라이스 박사는 지구의 구석구석을 다니며 최상의 건강 상태를 유지하는 공동체를 찾아 계속 연구해왔다. 그의 연구에 따르면, 세계에서 최상의 건강 상태로 사는 이들은 대부분 영양이 풍부한 식생활을 하며 '오직 식물성 식사만으로 건강을 유지하는 집단은 전혀 찾지 못했다'고 한다. 식물성 음식만으로 건강을 지키려고 노력하는 집단은 많았지만 그들은 모두 실패했다고 한다.

일본의 도쿄 건강장수의료센터의 연구보도도 이와 다르지 않다. 100세 이상 노인 442명을 조사한 연구결과에 따르면, 남성은 100%, 여성은 80%가 매일 고기 등 동물성 식품을 먹는 것으로 나타났다. 장수하는 노인 가운데 고기를 자주 먹는 이들이 많다는 것은, 적절한 육식을 통한 균형 잡힌 식생활이 건강과 장수에 이롭다는 말이다.

● 골고루 먹는 것이 최고의 식생활

채식주의를 비롯해 건강에 좋다고 알려진 특정 음식만 선호하는 편식은 장기적으로 볼 때 분명 해롭다. 영양의 불균형을 초래하고, 체질에 맞지 않을 경우에는 더욱 건강을 해치기 때문이다.

그렇다면 가장 좋은 식생활은 무엇일까? 우리 땅에서 안전하게 생산된 제철 자연음식을 골고루 먹는 것이다. 자신의 체질을 정확히 파악하기가 쉽지 않으므로 체질에 연연하지 말고, 자연음식을 골고루 먹는 것이 최상의 식생활이다.

한의학에서는 세상의 모든 음식은 약리작용과 연결된 약성(藥性)이 있다고 본다. 음식의 성질을 이해하는 한방의 기초 이론을 기미론(氣味論)이라고 한다. 음식의 기(氣)는 한(寒), 열(熱), 온(溫), 냉(冷), 평(平)의 오기(五氣)로 나뉜다.

이를테면 꿀이나 생강 같이 따뜻한 성질의 식품은 얼음을 넣어 차게 먹어도 몸을 따뜻하게 한다. 오이나 참외 같은 찬 성질의 식품은 데워서 먹어도 몸을 차게 한다. 따라서 몸이 찬 사람은 따뜻한 성질의 음식이, 몸에 열이 많은 사람은 찬 성질의 음식이 맞다.

식품의 맛은 신맛, 쓴맛, 단맛, 매운맛, 짠맛의 오미(五味)로 나뉘고, 몸의 각 장부와 관련되어 있다. 신맛은 간장 기능 강화, 쓴맛은 심장 기능 강화, 단맛은 비장 기능 강화, 매운맛은 폐 기능 강화, 짠맛은 신장 기능 강화의 작용을 한다.

색(色)도 식품의 성질을 나타낸다. 색은 청색, 적색, 황색, 백색, 흑색의 오색(五色)으로 나뉘는데, 청색은 간장 기능 강화, 적색은 심장 기능 강화, 황색은 비장 기능 강화, 백색은 폐 기능 강화, 흑색은 신장 기능 강화의 역할을 한다. 한의학에서는 이들 오기, 오미, 오색 음식을 골고루 먹는 것이 오장의 에너지 균형을 바로잡아 전체 건강에 이롭다고 강조한다.

그런데 건강식에 대한 관심이 높아지면서 특별한 음식만을 선호하는 경향이 늘고 있다. 채식이 최고라는, 견과류가 좋다는, 블랙푸드가 좋다는 등의 정보가 쏟아지면서 이들 식품만 선호하는 편식족들이 늘어났다. 아무리 좋은 음식이라고 해도 편식을 하면 어느 한 쪽으로 기가 치우쳐서 결국 몸의 균형을 잃기 쉽다.

또 체질에 대한 단편적인 정보를 바탕으로 자신에게 맞는 체질음식만을 선호하는 이들도 있다. 일반인이 자신의 체질을 정확히 아는 게 쉽지 않고, 자신에게 맞는 체질식만 고집하는 편식도 바람직하지 않다. 과보호가 몸의 저항력을 약화시키는 것과 같은 이치다.

《황제내경》에 따르면 '음식에는 다섯 가지 맛이 고르게 들어가도록 하는 것이 가장 좋다'고 했다. 또 '나에게 다소 맞지 않는 음식이라도 골고루 먹으면 상쇄되기 때문에 문제가 되지 않는다'고 했다. 모든 음식을 골고루 먹는 것이 가장 좋은 식생활이라는 말이다.

사상의학을 만든 체질의학자 이제마 역시 '춥다고 두꺼운 옷으로 몸을 너무 감싸면 오히려 허약해지고, 너무 좋은 음식만 탐하면 내장의 기능이 약해진다'고 했다. 체질에 맞지 않는 음식에도 적당히 노출되어야 저항력이 길러지고 더욱 건강해질 수 있다는 말이다. 체질식에 연연하지 말고 모든 음식을 골고루 먹는 것이 가장 좋은 식생활이다. 우리 땅에서 안전하게 생산된 제철 자연식품을 가리지 않고 골고루 먹는 것이 최고의 식이요법이다.

아침밥만 제대로 먹어도 병이 낫는다

:

50대인 김상배 씨는 초기 당뇨와 만성 통증에 시달려온 환자다. 처음 진료를 할 때는 팔꿈치의 통증으로 아예 팔도 들지 못하는 상태였다. 1년간 병원에서 별별 주사를 다 맞고 물리치료도 했지만 통증이 가시지 않았고, 당뇨까지 겹치면서 고통의 세월을 보냈다.

그의 진단 결과, 폐허(폐의 정기 부족)·신허(신장의 정기 부족) 체질이었다. 한의학에서는 당뇨를 상소(上消)·중소(中消)·하소(下消)로 나누는데, 그는 상소, 즉 폐에 열이 많아서 생긴 증상이었다. 폐의 진액이 부족하다 보니 폐 경락이 지나가는 팔과 팔꿈치에 이상이 나타났다.

환자들은 대부분 자신의 내부 장기의 질환과 근골격계의 질환을 별개라고 생각한다. 하지만 특정 장부가 병이 들면 경락으로 이어져 있는 해당 근골격계도 양향을 받는다. 이를테면 관절을 삐거나 근육을 무리하게 써도, 자신의 약한 장부의 경락이 지나는 부위에서 더 염증이나 통증이 생기는 경우가 많다. 이럴 경우 물리치료를 받아도 빨리 회복되지 않고, 병든 장부의 기능을 바로 잡아야 근본적인 치유가 가능하다.

김상배 씨는 폐와 신장의 정기를 강화하는 것이 치료의 방향인데, 그는 평소 아침식사를 하지 않는다고 했다. 15년간 아침밥을 거른 잘못된 식습관이 병을 부추기는 주된 요인이었다. 나는 초진 환자에게는 아침 식사를 하는지 반드시 물어본다. 건강을 위해 꼭 챙겨야 하기 때문이다. 하루의 활동을 시작하는 아침 시간에 영양소가 적절하게 공급되어 기초를 다져놓으면 그날에 필요한 힘을 얻을 수 있다.

우리나라 질병관리본부의 국민건강영양조사에 따르면, 하루 세 끼를 먹는 사람보다 아침을 거르고 두 끼만 먹는 사람이 탄수화물, 단백질, 지방, 칼슘, 철, 비타민 등 필수영양소가 부족해 영양의 불균형을 이루는 것으로 나타났다. 많은 영양소가 한꺼번에 공급되는 경우와 필요한 만큼 나누어 공급되는 경우, 각각 몸의 반응은 달라진다. 몸의 흡수와 대사, 저장 방식이 달라지기 때문이다.

아침밥을 거르면 대체로 점심이나 저녁을 과식하게 되어 비만이 될 확률도 높다. 아침식사는 몸의 대사를 왕성하게 하는 데 사용되는 반면, 저녁식사는 주로 몸속에 저장된다. 아침보다 저녁을 많이 먹는 사람들이 쉽게 살이 찌는 것은 이 때문이다.

미국 미네소타대학의 연구결과에 따르면, 매일 규칙적으로 아침식사를 하는 청소년들이 그렇지 않은 청소년에 비해 체질량지수(BMI)가 낮고, 2.3kg 정도 몸무게가 적은 것으로 나타났다. 아침을 먹게 되면 식욕을 통제할 수 있어 점심이나 저녁의 과식을 줄여 비만을 방지할 수 있다는 말이다.

아침을 거르면 대개 저녁에 과식하게 되고, 저녁 과식은 소화기관에 부담을 주어 다음날 아침을 먹지 못하게 하는 악순환을 낳는다. 이런 생활이 계속될 경우 비만이나 당뇨 등 각종 생활습관병을 부르게 된다.

김상배 씨 역시 그런 생활 패턴을 가지고 있었다. 특히 그는 아침식사를 하지 않을 경우 타격을 많이 받는 신허(신장의 정기 부족) 체질이었다. 평소 열이 많고 소화력이 왕성해서 자주 허기를 느끼는 체질적 특징을 타고난 사람이 오랜 세월 아침밥을 거르고 살아왔으니 병을 키워온 셈이다.

"김상배 씨에게는 아침식사가 바로 약입니다. 신장과 폐에 열이 많은 체질이니 채소와 과일이 맞고, 수분을 충분히 섭취하는 게 좋습니다. 채소와 더불어 균형 잡힌 식사를 규칙적으로 해야 합니다.

조금 일찍 일어나서 운동을 적당히 한 후 아침식사를 꼭 챙겨 드세요. 지금 아픈 오른 팔을 보면 왼 팔보다 마른 게 보이실 텐데요. 오른 팔로 기혈이 가야 근육이 살아나고 통증도 잡을 수 있습니다. 기혈을 만들려면 아침밥을 드셔야 합니다."

자신의 양 팔을 비교해본 후 아픈 팔이 더 말랐다는 것을 처음 알았다는 그는 아침식사를 꼭 챙겨먹겠다고 했다. 자기조절과 아침식사를 함께 시작한 그는 2주 만에 당뇨 수치가 정상으로 돌아왔고, 팔의 통증도 사라졌다. 적극적인 생활 관리로 빨리 치유할 수 있었던 것이다.

● **1일 1식, 먼저 체질부터 따져보자**

얼마 전 '1일 1식'이 크게 주목을 받으면서 건강을 위해 실천하는 이들도 많다. 하지만 김상배 씨처럼 선천적으로 자주 허기를 느끼고 마른 체질인 경우, 1일 1식은 맞지 않다. 이럴 경우 하루 세 끼를 규칙적으로 챙겨먹는 것이 건강을 지키는 길이다.

니시의학에서는 '아침을 먹지 않아야 건강하다', 어떤 의사는 '1일 1식을 해야 건강하다'고 강조하고 또 다른 의사는 '1일 2식을 해야 건강하다'는 등 다양한 의견을 제시한다. 이럴 때는 사람의 체질이 모두 다르다는 것을 이해하고 내게 맞는 건강법을 찾으면 된다. 자신에게 맞지 않을 경우, 건강법이 아니라 건강을 해치는 길이 될 수도 있다.

　우리 민족은 하루 세끼의 식사를 규칙적으로 하고, 아침은 든든하게 저녁은 가볍게 먹는 식생활을 이어왔다. 하루를 시작할 때는 든든하게 먹고 잠자리에 들 시간에는 가볍게 먹으면서 자연의 순리를 따르는 것을 이상적으로 여겼다.

　한의학에서도 마찬가지다. 하루 세 끼의 식사를 규칙적으로 하라고 강조한다. 세 끼 가운데 아침식사에 가장 큰 비중을 둔다. 아침에는 몸속의 장기들도 함께 깨어나 움직이기 시작하고 대사가 활발한 때이므로 충분한 에너지가 필요하다. 그래서 '아침은 황제처럼, 점심은 일꾼처럼, 저녁은 거지처럼' 먹으라는 말까지 있다.

　어른들에게 흔히 '진지 드셨어요'라는 말을 한다. 진지는 진시(辰時. 아침 7~9시)에 먹으라는 뜻이다. 한의학에서는 진시를 위장의 기가 강한 시간으로 본다. 이때 아침을 먹고, 하루 활동할 에너지를 얻는 것이 가장 이상적이라는 말이다. 하루 세 끼를 모두 먹지 않는 경우라면, 아침은 반드시 먹고 이후엔 점심이든 저녁이든 배가 고플 때 규칙적으로 먹는 게 좋다.

　건강을 위해서는 아침식사가 꼭 필요한데, 현대인들은 대개 늦게 자고 일찍 일어나지 못하기 때문에 아침밥을 먹지 않는 경우가 많다. 늦게 일어나서 허둥대며 회사나 학교를 가야 하는 상황에서 밥이 먹힐 리가 없다.

● **두뇌활동에도 꼭 필요한 아침밥**

갑상선기능항진증에 걸린 여고생인 현주도 아침에 늦게 일어나서 아침밥을 먹지 않는 생활을 이어왔다. 늦게 자다 보니 아침에 일어나기가 힘들었고, 밥을 먹을 시간에 잠을 더 자면서 허둥대며 학교에 다니곤 했다. 엄마가 챙겨주는 우유를 먹기는 했지만, 한창 자랄 나이에 우유로 아침에 필요한 에너지를 모두 섭취할 수는 없었다. 그러다 보니 학교에서 쉬는 시간에 당분 과잉인 빵이나 과자를 간식으로 사먹게 되고, 점심과 저녁을 과식하는 생활을 이어왔다. 아마도 요즘 많은 청소년들이 이런 식습관을 가지고 있을 것이다.

그러던 어느 날부터 현주에게 현기증이 나타났고, 병원에서 갑상선기능항진증이라는 진단을 받았다. 자기원에서 만성 요통을 치료한 적이 있는 현주의 할머니가 손녀를 데리고 내게로 왔다.

현주의 진단 결과, 아침식사를 하지 않을 경우 타격이 큰 양측 신허(신장의 정기 부족) 체질이었다. 한창 자랄 나이에 아침식사를 하지 않는다는 것은 건강에 더 악영향을 준다.

특히 공부를 하느라 두뇌활동이 왕성한 시기에는 더더욱 아침식사가 중요하다. 일반적으로 사람은 수면 중에 체온이 1℃ 정도 내려가는데, 체온이 떨어지면 뇌 활동도 저하된다. 하루를 시작하면서 뇌가 제대로 움직이게 하기 위해서는 수면 중에 떨어진 체온을 올려주어야 한다. 그런 신진대사가 원활하도록 해주는 것이 바로 아침밥이다.

아침을 먹어야 제대로 움직이는 뇌는 다른 장기와 달리 엄청난 에너지를 필요로 한다. 두뇌의 무게는 체중의 2~2.5% 밖에 되지 않지만, 하루에 써야 할 에너지는 무려 400kcal 나 된다. 성인의 하루 기초 대사량 가운데 1/3 정도를 두뇌가 쓰고 있는 셈이다. 쉬지 않고 움직이는 심장이 하루에 쓰는 에너지가 140kcal 정도라는 것을 고려할 때, 두뇌가 얼마나 많은 에너지를 쓰고 얼마나 많은 일을 하는지 알 수 있을 것이다.

뿐만 아니라 두뇌는 에너지를 저장하지 않기 때문에 쓸 때마다 적절히 공급해주어야 한다. 뇌는 주로 포도당을 에너지로 쓴다. 심장이나 근육 같은 대부분의 다른 기관들도 포도당이 필요하지만 이들 기관들은 글리코겐이라는 형태로 포도당을 저장해놓는다. 필요할 때 언제든지 꺼내 쓸 수 있도록 저축해두는 셈이다. 두뇌를 제외한 곳에서 쓰인 포도당은 젖산으로 분해된 후 간과 신장에서 다시 포도당으로 재생되기도 한다.

하지만 두뇌는 다르다. 포도당을 완전히 연소해버리기 때문에 재활용 자체가 불가능하다. 다른 기관이 쓰려고 저장해둔 포도당을 빌려 쓰는 것도 싫어한다. 결국 뇌를 원활하게 움직이게 하기 위해서는 활동할 때마다 바로 공급해주어야 한다. 아침에 일어나 활동을 시작할 때 두뇌에 포도당이 부족하면 제대로 공부나 업무를 할 수 없는 것이다.

　아침식사를 하지 않으면 정서도 불안해진다. 아침밥을 거르면 오전 내내 호르몬 중추인 뇌하수체 위에 있는 시상하부 속의 식욕 중추가 흥분하게 된다. 덩달아 감정중추도 흥분하면서 정서가 불안해진다. 흥분 상태를 가라앉히기 위해서는 혈당을 높여야 하는데, 아침밥으로 먹는 탄수화물이 혈당량을 높여 생리적인 안정 상태를 만들어 마음을 편안히 한다. 마음이 편안해야 공부나 업무를 효율적으로 할 수 있다.

　식사를 통해 포도당이 공급되면 FGF(섬유아세포증식인자) 같은 물질이 만들어진다. 이 물질은 두뇌의 해마를 자극해 기억력, 집중력, 사고력을 높이고 공부나 업무의 효율을 높이는 역할을 한다. 식사 후 2시간 정도 지나면 그 수치가 가장 높아진다. 아침을 먹은 학생이 그렇지 않은 학생에 비해 학습 능력이나 문제해결 능력이 뛰어나다는 것은 이미 실험을 통해서 증명되기도 했다. 아침식사가 학습과 건강 전반에서 얼마나 중요한지를 아는 부모라면, 자녀에게 '학교에서 공부를 열심히 하라'는 말을 하기 전에 아침밥부터 챙겨 먹여야 한다.

　아침밥을 먹는 습관을 들이기 위해서는 아침에 조금 일찍 일어나는 생활 습관으로 바꿔야 한다. 조금 빨리 일어나서 간단한 스트레칭으로 몸을 움직여주면 입맛도 나고 서두르지 않고 밥을 먹을 수 있다. 특히 지병이 있는 사람이라면 아침밥을 먹는 습관을 들이기 위해서 반드시 저녁 과식을 피하고, 취침 3~4시간 전에는 음식물 섭취를 삼가는 것이 좋다. 물도 저녁에는 목이 마를 때만 적당히 마시고 공복을 만들면 아침에 식욕이 난다.

그렇게 먹은 아침밥이 건강한 하루를 만드는 좋은 에너지가 되고, 환자들에게는 치유에너지가 된다. 가족이 모두 함께 아침식사를 하는 습관을 들인다면, 온 가족의 건강을 위한 든든한 자산이 될 것이다.

어린 나이에 갑상선기능항진증에 걸린 현주는 자기조절과 아침밥 먹기를 병행하면서 빠르게 치유되었다. 3주가 지나자 어지럼증은 완전히 사라졌다. 갑상선기능항진증도 계속 호전되어 6~7개월 후에 정상으로 회복했다는 병원 진단을 받았다. 아침밥을 든든하게 챙겨 먹는 습관을 들인 현주는 평생 건강의 기초를 튼튼하게 쌓은 셈이다.

물을 많이 마시면
해로운 사람도 있다

"물을 적게 먹으라고요?"

만성 기침에 시달리는 박희선 씨에게 물 섭취를 좀 줄이라고 하자 깜짝 놀라면서 한 말이다. 그녀는 물을 수시로 자주 마시는 것이 감기와 기침에 좋다는 고정관념을 가지고 있었다. 어디 그녀뿐인가! 물을 많이 먹는 것이 건강의 으뜸이라고 알려지면서 사람들이 의식적으로 물을 자주 먹는 추세다. 물을 자주 많이 마셔 기적적으로 건강이 좋아졌다는 사람의 보도가 잇따르면서 물 마시기 캠페인이라도 벌어진 것 같다.

물은 생명 유지의 필수 물질인 만큼 우리의 건강에 중요하다는 것은 틀림없는 사실이다. 현대인의 몸에 유해물질이 많아지면서 그

것을 해독하기 위해 수분섭취가 더 필요한 것도 맞는 말이다. 하지만 적당히 먹어야지, 물도 지나치면 독이 된다. 그리고 누구나 물을 많이 먹는다고 좋은 것도 아니다. 냉성 체질인 사람이 무턱대고 물을 많이 마실 경우 오히려 병을 부르게 된다.

박희선 씨가 그런 경우다. 그녀는 체질적으로 심허(심장의 정기 부족)·간허(간장의 정기 부족)로 추위를 많이 타는 냉성 체질이다. 이런 그녀가 감기에 걸려서 폐렴으로 발전한 후 몇 주만에 나았다고 한다. 병원에서 물을 많이 마시고, 푹 쉬라는 말을 들었다. 그 전에도 물을 많이 먹는 것이 건강에 좋다는 언론보도를 보았던 터라 그때부터 물을 자주 마시는 습관을 들이기 시작했다.

그런데 이상하게 기침은 낫지 않았고, 급기야 밤잠을 제대로 자지 못할 만큼 심한 기침으로 발전했다. 큰 병이라도 있나 해서 정밀검사도 받고, 이 병원 저 병원을 다니며 진료를 받았지만 소용이 없었다. 결국 기침은 몇 개월째 만성화되었고, 기침 때문에 사람들도 제대로 만나지 못하는 상황이 되었다.

양방에서는 기관지 천식이나 감기 환자에게 물을 자주 마시라는 처방을 한다. 초기 감기에는 고열을 내리는 처방으로 도움이 되기도 한다. 고열이나 기침으로 고생할 때 물을 마시면 당장 가라앉는 듯한 느낌도 든다. 하지만 이것은 초기 감기일 때에 한해서다. 감기가 오래 갈 때 물을 지나치게 마시는 것은 오히려 해가 된다. 냉성 체질에게는 병을 더 키우고 만성화시키는 원인이 된다.

병원 검사결과 이상이 없는데 1개월 이상 기침을 계속한다면, 자신이 물을 지나치게 마시는 건 아닌지 점검해야 한다. 냉성체질인 사람이 물을 많이 마셔 몸의 균형이 깨지고, 그로 인한 이상 증세로 찾아오는 경우가 의외로 많다.

그런 환자 가운데 한 사람인 박희선 씨에게 체질적 특징을 설명한 후, 우선 물 섭취량부터 줄이라고 권했다. 기침에 도움이 될까 해서 계속 마시는 그 물로 인해 몸이 더 냉해지고, 기침이 더 유발된다는 것을 설명했다. 하지만 그녀는 제대로 납득하지 못하는 눈치였다. 물이 병을 일으킬 수 있다는 것을 믿기 힘들다고 했다.

"믿기 힘드시면 우선 이틀 정도라도 하루에 1~2잔 정도 마시는 것으로 수분 섭취량을 줄여보시는 게 어떨까요? 그렇게 해서 증상의 변화를 본 후 다시 얘기를 하시지요."

하루에 10잔 이상의 물을 마시던 그녀는 의아해하면서도 내 처방대로 물 섭취량을 줄였다. 그러자 3~4개월간 쉼 없이 계속되던 기침이 3일 만에 사라졌다. 그녀는 아주 놀라는 목소리로 기침이 나지 않는다며 기뻐했다. 자신에게 맞지 않는 건강법, 즉 물을 많이 마셔야 한다는 정보를 따르다가 고생만 했다는 사실을 깨닫고, 어이가 없어 웃기까지 했다.

'채식 만능주의'처럼 '물 만능주의'라는 잘못된 상식을 마치 건강의 진리처럼 여기는 이들이 늘고 있어 안타깝다. 물론 물을 자주 마시면 좋은 체질도 있다. 몸에 열이 많은 체질은 물을 자주 마시면 건강에 도움이 된다. 평소 과식을 하고 유해식품을 많이 섭취하던 열성 체질의 사람이 그것을 모두 끊고 물을 자주 마신다면 기적적인 변화를 경험할 수도 있다. 열도 내리고 유해물질을 해독하는 건강상의 치유효과를 볼 것이다. 하지만 어디까지나 열성 체질에 치우친 사람에 한해서다. 그렇게 기적적으로 치유한 사례를 접할 때는 그 사람과 나의 체질이 같은지 먼저 알아봐야 한다.

● **우리 몸의 물 사용 설명서**

《동의보감》에는 우리 몸에 쌓여서 만들어지는 '적(積 : 담음(痰飮)이 쌓여 딱딱하게 된 것)'에는 흔히 알고 있는 적체(음식물이 제대로 소화되지 않아 체한 것) 외에도 음적(飮積), 담적(痰積), 다적(茶積) 등 여러 가지가 있다고 나온다. 즉 음료나 물을 너무 마셔도 적(積)이 될 수 있고, 차를 빈속에 많이 마셔도 적이 될 수 있다는 말이다.

일반적으로 적이 있으면, 복부를 누를 때 저항감이 있고 딱딱하다. 오래 되면 암이 될 수도 있을 만큼 해로운 것이다. 음식물을 제대로 소화하지 못하는 사람이 많이 먹어 몸에 쌓일 경우 병을 일으키는 것처럼, 물 또한 제대로 대사하지 못하는 사람이 많이 마실 경우 건강을 해치게 된다.

물도 지나치면 분명 몸에 해롭다. 자신이 대사할 수 있는 수분의 양을 초과하면 병을 부를 수도 있다. 평소 추위를 많이 타고, 손발이 차며, 소화가 잘되지 않고, 설사를 자주 하며, 어지럼증이 있고, 물을 마셔서 팽만감이나 냉기가 심해진다면, 물을 많이 마시면 독이 되는 냉성 체질이다.

반면 평소 더위를 많이 타고, 찬 음식을 좋아하며, 추위에 강하고, 소화력이 왕성한 사람이라면 열성 체질일 가능성이 높다. 물을 자주 마실 때 열감이 사라지고 컨디션이 올라간다면 물을 자주 마시면 좋은 체질이다. 이런 체질이라고 해도 식사 중에 물을 많이 마시거나 너무 찬물을 마시는 것은 좋지 않다. 소화활동에 방해되지 않도록 식사하고 나서 2시간 후나 식사하기 1~2시간 전에 미지근한 물을 먹는 것이 좋다. 아무리 자신에게 맞아도 지나치면 오히려 독이 된다. 과유불급은 물도 결코 예외가 아니다.

왜 특별한 이유 없이
병이 생길까?

●

간혹 '억울하게' 아픈 사람도 있다. 건강을 해치는 나쁜 생활습관을 갖고 있는 것도 아닌데 덜컥 병에 걸려서, 그것도 난치병 때문에 힘든 삶을 사는 경우도 있다. 자신의 체질과 맞지 않는 환경에 노출될 경우 저절로 병이 드는 것이다.

중학생인 가희가 바로 그런 안타까운 경우다. 가희는 어릴 적부터 아토피를 앓았다. 특이한 것은 여름에는 저절로 낫는다는 것이다. 보통 아토피 환자들은 덥고 습한 여름철에 병세가 심해지는 것이 일반적이다.

그런데 가희는 여름에는 깨끗한 피부로 건강하게 지내다가 찬바람이 불기 시작하는 가을이 되면 아토피가 시작되어 겨울과 봄에는 긁느라 밤에 잠도 자지 못하는 상태가 되었다. 특히 등이 심해서 흉터가 생기고 피부가 딱딱해지곤 했다. 하지만 다시 여름이 되면 마치 아토피를 앓은 적이 없는 피부처럼 깨끗하게 나았다. 그렇게 여러 해 동안 발병과 치유를 반복했다.

가희 엄마는 어린 딸을 데리고 많은 병원을 다니며 치료를 받았지만 소용이 없었다. 아토피가 현대의학으로 해결책이 없는 난치병이다 보니, 한방으로도 치료를 했지만 나아지지 않았다. 그래서 오랜 세월 울면서 지냈다고 한다. 난치병에 걸린 환자와 가족이 모두 안타깝지만 특히 아픈 자식을 둔 부모를 보면 애처롭기 그지없다. 가희 엄마는 딸이 건강해질 수만 있다면 자신의 생명을 떼어주고 싶다는 말까지 하면서 눈물을 보였다.

치유의 길을 빨리 찾아야겠다는 생각으로 진단한 결과, 가희는 좌우 모두 심실(심장의 사기 과잉)로 열이 너무 많은 체질이었다. 그 심장의 열이 여름에는 더위로 인해 열린 모공으로 자연스럽게 발산되면서 아토피가 나았다. 반면 모공이 닫히는 가을과 겨울에는 열이 바깥으로 모두 발산되지 못하다 보니 피부를 자극해서 아토피 증상으로 나타난 것이다.

이것을 한의학에서는 운기(運氣 : 자연의 운행)의 영향이라고 한다. 운기의 변화로 인해 인체의 병리적 현상이 나타난 것이다. 잘못된 생활습관으로 병을 만든 것이 아니라, 체질에 맞지 않는 운기를 만날 때 병이 생기는 경우인 셈이다.

한의학에서는 우리 몸의 오장육부는 외부 기의 변화, 즉 풍한서습조화(風寒暑濕燥火 : 바람, 추위, 더위, 습기, 건조, 열기)에 영향을 받는다고 본다. 자연의 한 고리인 인간이 대자연의 영향을 받으면서 살아간다는 말이다. 오장육부가 견실해서 외부 기의 변화를 잘 감당하고 인체에 해가 없는 상태를 유지하는 것을 '건강하다'고 정의한다.

하지만 병약하거나 체질적으로 약한 장부가 맞지 않는 환경을 만날 때는 병이 들거나 병세가 심해지게 된다. 조금만 건조해도 폐가 감당하지 못해 알레르기가 생기거나, 바람만 조금 불어도 쉽게 감기에 걸리거나, 습도가 높으면 관절통이 심해지는 것이 모두 운기, 즉 외부환경의 영향을 받은 탓이다.

● **여름에만 저절로 호전되는 아토피 환자**

환자들은 대체로 밤이나 새벽에 더 아픈 경우가 많다. 이것 역시 밤에 음기가 강하고, 그 음기가 병세에 악영향을 주기 때문이다. 저녁에 방의 온도를 높여 낮처럼 따뜻하게 해도, 대우주의 음의 기운을 거역할 수 없기에 병세가 대개 악화되는 것이다. 이처럼 모든 이들의 건강은 자연의 변화 속에서 영향을 받으며 살아간다.

병세를 관찰하면 운기의 변화에 따라 증상도 하루 내내 변해간다는 것을 알 수 있다. 사람에 따라 아침에 증상이 심한 사람이 있고, 오후에 더 악화되는 사람도 있다. 이것은 체질이 모두 다르고, 자신의 체질에 맞는 운기가 다르기 때문에 건강 상태가 시시때때로 변하는 것이다. 아무리 중병이라도 병세가 일정하지 않고 강약을 그리면서 변화를 보인다.

짧게는 하루에 이런 강약을 보이는 것처럼 계절에 따라서도 병세의 변화가 나타난다. 자신이 특별히 잘못한 것도 없는데 이상하게 병이 들거나 병세가 심해진다면 자신의 체질에 맞지 않는 운기의 영향일 가능성이 크다. 또 저절로 병이 낫는 경우가 있다면 자신의 체질에 도움이 되는 운기의 영향일 가능성이 크다.

좌우 모두 열성체질인 가희 역시 열을 자연스럽게 발산할 수 있는 계절에는 병이 저절로 낫고 그렇지 못할 때는 아토피가 심해졌던 것이다. 이것은 안타깝지만 인간이 자연의 일부인 이상 받아들일 수밖에 없다. 타고나기를 키가 작고, 머리가 크고, 다리가 짧은 자신의 신체적 특징을 인정하듯 장부의 특성 또한 받아들여야 한다.

가희 엄마에게 이런 체질적 특징과 환경에 대해서 자세히 설명했다. 가희가 여름에만 낫는 이유를 이해시킨 후 치료를 시작했다. 자기조절로 심장 경락의 열을 내리자 병세가 호전되어 겨울에도 아토피가 심하게 나타나지 않았다. 등 쪽에 심하던 증상이 사라지고 팔과 다리에 약간 나타나는 정도였다. 한의학에서는 병이 몸 중심에서 사지로 이동하면 낫고 있다고 보는데, 역시 전반적으로 증상이 점점 호전되어 갔다.

그 해 여름에는 가희의 아토피가 사라져서 볼 수 없었고, 겨울이 되자 다시 나를 찾아왔다. 여느 해보다 늦게 나타났고 증상이 약간 가려운 미미한 수준이었다.

"완전히 나아야할 텐데, 체질적인 특징이므로 우선 마음을 비우고 받아들일 필요가 있습니다. 평소 식생활과 생활 전반에서 열이 쌓이지 않도록 주의하고, 가희가 운동을 꾸준히 하도록 해서 열을 제대로 발산하도록 도와주어야 합니다."

"네. 원장님, 그러겠습니다. 사실 저희는 이 정도 나은 것만 해도 감사합니다. 특히 저는 아이가 어릴 때부터 아파서 내가 무얼 잘못한 게 아닐까 하는 마음에 죄책감도 컸는데요, 병의 원인을 이렇게 안 것만 해도 기쁩니다. 이젠 별로 걱정도 안 해요."

울면서 초진을 받던 가희 엄마가 이제는 미소를 지으면서 한 말이다. 자신과 아이의 타고난 모습을 있는 그대로 받아들이고 밝게 살아가는 모습에 나도 절로 미소가 떠올랐다.

가희처럼 특별한 체질적 특징을 타고났다고 해도 크게 걱정할 필요는 없다. 우선 자신의 체질을 올바로 이해하고, 식생활부터 운동, 마음관리 등 생활 전반에 주의를 기울이면서 체질에 맞는 생활을 열심히 실천하면 된다.

여름에만 건강했던 가희는 겨울에도 병세가 호전되자 인사성도 밝아졌다.
"저 아토피 다 나으면 원장님께 큰 절을 하겠습니다."
"가희야, 나도 큰 절을 받을 날이 빨리 왔으면 좋겠어!"

건강식품 때문에
병들 수도 있다

"선생님, TV를 보니까 생강이 좋다는데 먹을까요?"

"인터넷을 보니까 강황이 소화에 최고라는데 맞습니까?"

"간질환에 헛개나무가 그렇게 좋다면서요?"

"홍삼을 먹으면 좋다는데 저도 한번 먹어볼까요?"

"이제 비타민을 챙겨 먹어야 할 나이겠지요?"

환자들로부터 매일 같이 듣는 건강식품에 대한 질문이다. 결론부터 말하면, 세상에 모든 사람에게 좋은 건강식품은 없다. 언론에서는 주로 해당 식품이 맞는 체질인 경우를 예로 들어 그 효능을 소개한다. 맞지 않을 경우 나타날 수 있는 부작용의 가능성에 대해서는 빼고, 주로 반쪽짜리 정보를 제공한다. 온갖 매체에서 쏟아내는 건강식품 정보나 건강식품 회사들이 내놓는 화려한 광고 문구를 보면 저절로 눈길이 가고, 마치 만병통치약처럼 보일 때도 있다.

특히 무슨 건강식품으로 난치병을 치유했다는 보도는 순식간에 사람들의 이목을 사로잡는다. 그렇게 해서 나은 사람이 있다면 해당 건강식품이 잘 맞는 체질이고, 그것을 먹으면 반드시 나을 거라는 믿음이 있고, 생활 전반에서 치유를 위해 노력한 사람일 것이다. 말하자면 특별히 예외적인 경우인 셈이다.

하지만 그런 보도에서는 대부분 '무슨 건강식품이 어떤 병에 좋다'는 데만 주목하고, 사람들은 그것을 여과 없이 받아들인다. 마치 그 건강식품이 모든 사람들에게 좋은 것처럼 이해하는 것이다. 어디에서도 희망을 찾지 못하는 난치병 환자들은 이런 정보에 귀가 솔깃할 수밖에 없다. 난치병 환자 가운데 건강식품을 이용해보지 않은 사람은 드물다. 효과가 없다는 것을 직접 알 때까지 이것저것 먹어보는 것이다.

치료효과가 없는데 그친다면 그나마 다행이다. 문제는 병세를 더 악화시킬 수 있다는 데 있다. 건강한 사람도 자신에게 맞지 않는 건강식품을 장기간 복용하면 건강을 해치게 된다. 건강식품은 대부분 일반 식품보다는 성질이 강한 편이다. 평소 밥상에 오르는 일반적인 식품도 계속 지나치게 먹으면 편식이 되어 해당 영양소의 과잉으로 몸의 균형을 무너뜨린다.

한때 비만 예방에 좋다고 알려져 주목을 받은 '팥'을 예로 들자. 우리가 즐겨 먹는 곡물인 팥은 이뇨작용을 원활히 해서 비만 예방에 도움을 주는 게 사실이다. 하지만 혈액이 부족하거나 소변을 많이 보는 사람이 지나치게 먹을 경우 냉기가 쌓여 몸이 무겁고 마를 수 있다. 특히 냉기가 심한 사람이 팥을 계속 먹을 경우 온갖 병을 부를 수 있다.

보통 성질을 가진 일반 곡물도 자신에게 맞지 않거나 오래 섭취할 경우 이런 부작용이 나타나는데, 대체로 성질이 강한 편인 건강식품은 자신에게 맞지 않을 경우 큰 부작용을 일으킬 수 있다. 이미 건강을 잃은 환자가 자신에게 맞지 않는 건강식품을 먹는 것이 얼마나 위험한지는 더 말할 필요가 없을 것이다.

건강식품으로 오히려 병을 키운 환자들을 나는 무수히 보았다. 내게 오는 환자들이 대부분 오래 병을 앓은 난치병 환자들이기에 건강식품을 먹어보지 않은 이가 드물고, 그로 인한 피해도 적지 않은 실정이다.

● 10년간 괴롭히던 만성비염과 천식을 고치다

만성 비염과 기관지 천식, 피부염에 시달려온 권동빈 씨도 건강식품으로 오히려 병을 키운 경우다. 그는 누런 가래를 하루 종일 뱉어내야 하는 고통 속에서 10년간 살아온 이비인후과의 단골 환자였다. 병원을 오래 다녀도 치료효과가 없자, 합성비타민과 약도라지 엑기스를 먹기 시작했다. 비타민을 먹으면 면역력이 강화된다는 말을 듣고, 도라지를 먹으면 기침이 가라앉는다는 말을 듣고 치유에 도움이 될 거라는 생각에서 장기간 복용해왔다.

하지만 그의 진단 결과, 위실(위장의 사기 과잉)·간실(간장의 사기 과잉)의 체질로서 간은 물론 폐까지 비정상적인 열이 생겨서 열을 내는 약도라지가 맞지 않는 경우였다. 민간요법에 따라 기침이 날 때 도라지를 달여 먹곤 하는데, 폐에 냉기가 돌아서 나는 기침에는 도움이 된다. 하지만 권동빈 씨처럼 열이 차서 나는 기침인 경우에는 오히려 병을 키운다.

그에게는 비타민C도 맞지 않다. 한의학에서 신맛은 발산하려는 열을 가두고 수렴하는 성질이 있기 때문에, 신맛이 나는 식품을 계속 먹으면 간과 폐에 열이 쌓여 가슴이 답답하고 가래를 더욱 부추기게 된다. 결국 치유에 도움이 되기 위해 먹은 비타민과 도라지 엑기스가 오히려 병을 키우고 만성화하는 원인이 되었던 것이다.

비염이나 축농증이 있다는 것은 체내에 습(濕 : 수독 또는 습기)이 많다는 말이다. 이럴 때 우리 몸은 열을 내서 습한 기운을 없애려 하고 콧물이나 가래 등으로 내보내려고 한다. 말하자면 습을 없애기 위한 생리작용인 것이다. 당장 콧물과 가래를 멈추게 하는 증상 완화제를 쓸 게 아니라 그렇게 만든 근본 원인을 찾아 바로 잡아야 한다.

　그의 생활을 점검한 결과, 장사를 하는 직업으로 인해 저녁식사를 늦게 하고 과식할 때가 많았다. 거기에 운동 부족과 자신의 체질에 맞지 않은 건강식품의 장기 복용이 모두 병을 부추기는 요인이었다. 그의 피부염은 손등과 발등에 주로 나타났다. 이것은 과식으로 생긴 위장과 대장의 열로 인해서 관련 경락인 손등과 발등에 피부염이 생긴 것이다. 결국 저녁 과식이나 운동 부족, 맞지 않는 건강식품이 모두 비장과 위장에 계속 습을 쌓이게 해서 콧물이나 가래, 피부염을 만들었던 셈이다.

　자기조절을 시작하면서 이런 잘못된 생활습관도 바로 잡도록 생활처방을 했다. 그는 우선 맞지 않는 건강식품부터 끊었다. 저녁밥은 적게 먹고, 운동도 매일 시간을 정해 꾸준히 해나갔다.

　간과 위 경락에 열이 있는 사람은 운동을 해서 팔다리를 움직여주면 머리 쪽으로 올라가던 열이 사지로 퍼져서 두통이나 비염이 호전된다. 열성 체질인 사람은 조금 강도 높은 운동을 꾸준히 하면 치유에 큰 도움이 된다. 반면 냉성 체질의 비염이라면 과격하지 않은 운동이 좋고, 찬 음식을 피하고, 적당히 휴식을 취하는 것이 좋은 생활치유법이다. 이렇듯 같은 증상이라고 해도 사람마다 치유법은 다르다.

　자기조절을 시작하면서 자신에게 맞지 않은 건강식품을 중단하고, 소식과 운동을 실천한 권동빈 씨는 한달만에 극심하던 가래가 사라졌다. 10년간 그를 괴롭혔던 가래의 고통에서 벗어난 것이다. 비염도 빠르게 호전되어 휴지를 쥐고 살아야 하는 인생에서 해방되었다.

● **건강식품 부작용으로 고생하는 사람들**

권동빈 씨 외에도 많은 난치병 환자들이 건강식품으로 인해 병을 키워오곤 한다. 항암효과가 있다는 언론보도를 보고 생강을 계속 먹어 피부염에 걸린 사람, 알로에를 계속 먹어 설사와 무력감에 시달리는 사람, 오가피를 계속 먹어 소화장애를 일으킨 사람, 프로폴리스를 계속 먹어 알레르기가 생긴 사람, 헛개나무를 계속 먹어 오히려 간기능이 저하된 사람, 홍삼을 계속 먹어 혈압이 올라간 사람, 마늘을 계속 먹어 두통을 얻은 사람, 옻닭을 많이 먹어 출혈을 일으킨 사람 등 셀 수 없이 많다.

한번은 이런 일도 있었다. 메니에르 증후군(현기증과 청력 저하, 이명 등의 증상이 동시에 나타나는 질환)을 치유한 내 환자 가운데 한 분이 유학을 보낸 딸에게 소화에 좋다며 강황을 보냈다고 한다. 카레의 원료로 쓰이는 강황은 따뜻한 성질로, 한방에서 어혈과 통증을 없애주는 약으로 사용한다. 복창만(배가 붓고 가득 차는 질환), 생리불순, 한기와 습기를 없애는 데 효과가 있다고 본다. 하지만 열이 많은 사람이 먹으면 부작용만 일으킬 수 있다. 이런 사실을 대부분의 언론 보도는 단편적으로 소개한다. 맞는 체질과 맞지 않는 체질, 효능과 부작용을 모두 소개하는 게 아니라 주로 특정 효능만 강조해서 알리는 것이다.

방송을 통해 강황이 소화 장애와 생리통에 좋고, 항암효과까지 있다는 정보를 접한 그분은 눈이 번쩍할 만큼 반가웠다고 한다. 딸아이가 평소 위염이 있어 걱정을 많이 해온 터라 당장 엑기스를 만들어 챙겨 먹으라고 보냈다. 식품이니 부작용 같은 건 없을 거라고 여겼다. 어머니가 보낸 준 강황 엑기스를 열심히 먹던 그 딸은 갑자기 쓰러져 병원에 실려 갔고, 급기야 후유증으로 한 학기를 휴학해야 했다. 학교를 휴학하고 온 그분의 딸을 진단한 결과, 선천적으로 열이 많아서 강황이 맞지 않는 체질이었다. 열이 많아서 늘 상열감이 있고, 그 상열감이 두통을 일으키고 복부팽만감을 부추겨서 소화기능도 떨어졌던 것이다.

이런 체질인 사람이 더 열을 내는 식품을 계속 먹었으니 쓰러질 수밖에 없었던 것이다. 그것도 농축된 강황만 2주간 먹었다고 한다. 한 가지 약재로 약을 쓰는 이런 단방 처방은 그 약재의 성질이 강할 경우 더욱 위험하다.

일반적으로 한의학 처방에서 강황을 쓸 때는, 강황이 너무 강하게 작용하지 않도록 조화를 이루고 부드럽게 작용하는 다른 약과 함께 쓴다. 이것은 한약 처방의 기본 원칙이다. 하지만 가정에서 건강식품을 먹을 때는 대개 한 가지만 달이거나 혹은 엑기스로 먹는 경우가 많다. 자신에게 맞지 않거나 약성이 강할 경우 더 큰 부작용을 낳을 수 있다.

사회 전반에서 나날이 늘고 있는 건강식품의 부작용 피해 보고를 보면 그 심각성을 제대로 알 수 있다. 한국소비자원에 따르면, 소비자위해감시시스템(CISS)에 접수된 건강식품 관련 부작용 피해가 최근 6년간 2,722건으로 집계되었다. 부작용은 구토, 두통, 현기증, 설사, 변비, 식욕부진, 알레르기, 부종, 구강염, 위염, 간염, 탈모, 생리 이상, 호흡 이상 등 다양하고, 병원치료를 해야 할 만큼 피해 정도가 심한 경우도 많았다. 건강식품의 부작용 피해는 해마다 늘고 있는 추세다.

● 생명력을 잃은 '가공된' 건강식품

요즘 사람들이 즐겨 먹는 건강식품은 여러 측면에서 문제가 많다. 우선 문제가 되는 것은 대부분의 건강식품이 가공식품이라는 점이다. 생명력을 잃은 '가공식품'인 건강식품은 태생적으로 문제와 한계를 가질 수밖에 없다.

부적합한 원료와 생산법에 대한 의문은 많은 학자들이 계속 지적해왔다. 건강식품 회사들의 주장처럼 최상의 원료와 안전한 생산법으로 만든 제품이라고 해도, 대부분의 가공식품이 그렇듯이 제품을 만들고 오래 보존하기 위해 합성첨가물을 쓸 수밖에 없다.

건강식품의 대명사인 비타민제의 경우, 분말을 캡슐로 만드는 과정에서 쓰이는 스테아르산염(Stearate), 지방성분을 잘 섞어주는 유화제로 쓰이는 프로필렌 글리콜(Propylene Glycol), 알약 및 캡슐의 코팅에 쓰이는 하이드록시프로필 메틸셀룰로스(Hydroxypropylmethyl Cellulose), 고결방지제로 쓰이는 이산화규소(Silicon Dioxide), 색소제로 쓰이는 이산화티타늄(Titanium Dioxide), 항곰팡이제로 쓰이는 피마자유(Castor oil), 합성감미료 등이 쓰이는데, 이들 합성첨가물은 대부분 간장이나 신장 등에 악영향을 주는 유해 물질이다.

효능 면에서도 가공식품은 결코 자연식품만큼의 효과를 기대할 수 없다. 바로 '생명력'이 없기 때문이다. 생명력이란 다른 성분과의 상호작용을 통해서 얻어지는 것이므로 합성식품이나 가공식품에는 존재하지 않는다.

비타민을 예로 들면, 비타민은 혼자서는 능력을 펼칠 수 없다. 반드시 다른 영양소들과 결합했을 때 힘을 발휘한다. 많은 미네랄과 플라보노이드의 도움이 필요하다. 자연의 채소나 과일은 수백 가지 성분을 가지고 있고, 여러 성분의 결합으로 제 역할을 하며 특별한 효과를 낸다. 영양은 무수히 많은 식품의 성분들이 결합하여 나타내는 작용이므로 개별 영양소로는 효과를 낼 수 없다.

노벨생리의학상을 수상한 생화학자 얼베르트 센트죄르지(Albert Szent-György) 박사는 '비타민C가 결핍되었을 때 생기는 괴혈병을 치료하려면, 비타민C 자체인 아스코르브산만으로는 전혀 효과가 없으며, 식품에 포함된 비타민C 성분의 완전한 모체가 있어야 한다'는 사실을 밝혀냈다. 자연식품은 건강을 증진하는 작용을 하지만, 단일 영양소는 건강에 이로운 작용을 제대로 할 수 없다는 말이다.

많은 학자들에 의해 자연식품 속의 천연비타민은 '영양소, 효소, 조효소, 산화방지제, 미네랄 활성물이 함께 작용한다'는 것이 속속 밝혀졌다. 인공비타민은 이용 가치가 낮다는 보고도 계속 나오고 있다.

싱싱한 유기농 과일을 원료로 만든 최상급의 영양제가 있다고 가정해도, 그 알약의 비타민은 결코 채소와 과일의 효능을 모방할 수 없다. 생명력을 잃은 그저 가공식품일 뿐이다. 결국 많은 사람들이 효과가 의문시되는 건강식품을 열심히 챙겨먹고 있다. 그것도 비싼 값을 지불하면서 말이다.

● **비타민 공화국의 무서운 진실**

비타민을 비롯한 가공식품 형태의 건강식품의 가장 큰 문제는 부작용 가능성이다. 인공 비타민제의 부작용 위험성은 이미 학계에서는 널리 알려져 있지만, 일반 소비자들만 모른 채 비타민의 신화는 계속 되고 있다.

자연순환계의 한 고리인 인간은 원래 자연으로부터 왔기 때문에 자연 그대로의 식품과는 대화능력이 있다. 자연식품은 인체와 대화해서 넘치는 성분은 배출이 된다. 그래서 과일이나 채소는 많이 먹어도 비타민 과잉증이 나타나지 않는다. 또 자연식품은 우리 몸과 소통해서 몸에 필요한 음식은 입맛이 당기고, 필요치 않은 식품은 밀어내게 된다.

그러나 인공 비타민이나 미네랄처럼 자연식품에서 특정 성분만을 뽑아낸 가공식품의 경우, 자연식품이 가진 복합적인 안정성을 깨고 얻은 물질이기 때문에 인체와 대화능력이 없다. 우리 몸에 넘치는 성분을 배출하지 못해 체내에 쌓이게 되므로 과잉증세가 나타나는 것이다. 그 결과가 엄청난 사고로 이어지기도 한다. 그 대표적인 예가 바로 인도의 아삼지방에서 일어난 어린이 사망사고다.

2001년 국제연합아동기금(UNICEF)은 3,200만 명의 인도 아이들에게 비타민A시럽을 나누어주었다. 아이들의 시력 상실을 예방하기 위해서였다. 그런데 시럽을 복용한 지 몇 시간 뒤 3,000여 명이 원인 모를 병으로 병원에 실려 갔고, 15명이 사망하는 사고가 발생했다. 이 끔찍한 사고는 아직까지 정확한 원인이 밝혀지지 않았지만, 전문가들은 권장량보다 많은 비타민을 과잉 공급한 탓으로 보고 있다. 건강한 아이들을 죽음으로 내몰 만큼 위험성을 가진 것이 합성 비타민이다.

그동안 많은 학자들이 인공 비타민제의 위험성을 지적한 연구결과를 발표해왔다. 지금까지 알려진 인공 비타민제의 부작용 보고를 종합해보면 이렇다.

비타민B의 과용은 심장과 뇌에 악영향을 주는 것으로 나타났다. 캐나다의 웨스턴 온타리오 대학의 연구에 의하면, 고용량 비타민B(비타민 B_6, B_{12}, 엽산)를 복용할 경우 신장 기능이 저하되고 심장병과 뇌졸중에 걸릴 위험이 2배 높아지는 것으로 나타났다.

비타민B_6(피리독신)의 장기 복용은 몸의 감각을 제대로 느끼지 못하는 감각신경병증을 유발한다는 보고도 있다. 미국의 신경과 의사인 올리버 색스(Oliver Sacks) 박사는 많은 감각신경병증 환자들을 연구한 결과, 이들이 대부분 피리독신을 복용했다는 사실을 밝혀냈다. 그 후 독일의 한 제약회사는 자사의 비타민 영양제에 '비타민B_6을 하루 1g씩 2개월 이상 복용할 경우 중추신경 기능이 둔화될 수 있다'는 경고문을 붙이기도 했다.

체내에 쌓이는 지용성 비타민은 문제가 더 심각하다. 지용성인 비타민D의 과용은 뼈 성장을 방해하는 것으로 나타났다. 호주의 멜버른 대학 연구팀은 비타민D의 과용이 골밀도를 낮추어 골절 위험을 26% 증가시킨다는 연구결과를 발표했다.

지용성 비타민이자 항산화 영양소로 인기가 높은 비타민E 역시 오래 먹으면 고혈압을 부추기는 것으로 알려졌다. 존스홉킨스 의대 연구팀은 비타민E 400IU(268mg)를 매일 복용할 경우 조기 사망의 위험성이 증가한다는 사실을 밝힌 바 있다. 또한 미국의 브리검 여성병원의 연구에서는 비타민E를 복용한 이들이 출혈성 뇌졸중을 일으킬 가능성이 22% 높게 나타났고, 클리블랜드 병원의 연구에서는 비타민E를 다량 섭취한 이들이 전립선암 발병 위험성이 17% 높게 나타나기도 했다.

많이 먹어도 배출이 되기 때문에 문제가 되지 않는다는 비타민C 역시 부작용 보고가 있다. 영국 레스터 대학 연구팀은 30명의 건강한 사람들에게 비타민C 500mg을 매일 6주간 먹게 한 결과, 면역계의 중심인 백혈구 가운데 림프구의 유전자형이 변했다는 연구결과를 발표했다. 비타민C의 과다 복용이 오히려 면역력을 저하시켰다는 말이다. 2000년 미국심장협회가 발표한 한 연구에서도, 비타민C의 과다 복용이 혈관을 좁혀 관상동맥 질환을 부추긴다고 보고되었다.

덴마크 코펜하겐대학 연구팀은 합성 비타민제를 매일 먹는 사람이 그렇지 않은 사람보다 오히려 수명이 단축되었다는 연구결과를 발표했다. 미국 국립암연구소에서도 종합비타민제를 계속 먹으면 암을 부추긴다는 연구결과를 내놓았다. 29만 명의 남성을 대상으로 5년간 이루어진 이 연구에 따르면, 일주일에 7종 이상의 비타민이 함유된 종합비타민제를 먹는 사람이 그렇지 않은 사람보다 전립선암의 발병률이 30% 이상 높게 나타났다.

심각한 부작용 문제는 미네랄 제품도 마찬가지다. 2011년 뉴질랜드의 오클랜드 대학의 연구결과에 따르면 칼슘제의 장기 복용이 심근경색을 25%, 뇌경색을 15% 증가시키는 것으로 나타났다. 저명한 여성 건강 학술단체인 WHI(Women's Health Initiative)의 2011년 연구발표에서도, 칼슘제의 복용이 신장결석 발생률을 높이는 것으로 나타났다. 칼슘 제품이 심장병, 중풍, 신장병 같은 심각한 부작용의 가능성을 높일 수 있다는 말이다.

자연 상태에서 특정 성분만을 뽑아내어 가공된 건강식품이 우리 몸과 소통하지 못해서 일으키는 과잉증과 부작용을 고려한다면, '건강식품'이라는 이름을 거두어야 할 것이다.

● 개똥쑥으로 대장암을 고쳤다고?

건강식품 가운데 가장 큰 피해를 주는 것은 난치병 환자를 대상으로 '특효'라고 홍보되는 제품들이다. 온갖 난치병에 좋다는 건강식품들이 유통되고 있고, 절박한 환자와 가족들이 안전성과 유효성을 제대로 알아보지 않고 이용해서 피해를 본다. 특히 암에 좋다는 건강식품은 계속 등장하고 있고, 마치 유행을 타기라도 하듯 바뀌고 있다. 시간이 지나면 효과가 없다는 것이 알려지고, 새로운 건강식품이 등장해 암환자들에게 다시 혼란을 주고 있다.

　최근 암환자들의 이목을 끈 것 가운데 하나가 바로 '개똥쑥'이다. 모 방송 프로그램에서 개똥쑥을 먹고 말기 암을 나은 환자가 출연하면서 크게 관심을 받았다. 개똥쑥으로 대장암이 나았다는 그분의 치유담을 보니, 평소 운전기사로 일했고 암이 발병하기 전에 화상을 당한 경험이 있었다.

　화상을 당할 때 그 열기로 호흡을 주관하는 장부인 폐가 상했을 거라고 추측할 수 있었다. 한의학에서 폐와 대장은 음양 관계이기 때문에 대장에도 악영향을 주어 암이 발병하는 하나의 요인이 되었을 것이다. 화상을 입어 피부보호층이 손상되면 수분이 평상시보다 많이 소실된다. 우리 몸의 수분을 공급하는 장기가 대장이므로 여러모로 타격을 받은 셈이다.

　그분은 병원에서 불치 암이라는 말을 듣고 직접 개똥쑥을 기르기 시작했고, 그렇게 농사지은 개똥쑥을 먹고 암을 치유했다고 한다. 정확한 체질적 특징은 알 수 없지만, 화상 당시 받은 열기를 냉한 성질을 가진 개똥쑥이 풀어주면서 치유 효과를 보았던 것 같다.

　하지만 개똥쑥만으로 이런 기적적인 치유가 가능했을까? 이 치유 사례에서 진짜 주목할 것은 그분의 생활 전반의 변화다. 운전기사로 살면서 하체를 제대로 움직이지 않고 운동량이 부족하던 사람이 공기 좋은 시골에서 몸을 움직여 농사를 지으면서 기혈순환이 원활해졌을 것이다. 병상에만 누워 두려움을 키우는 일반 암환자들보다 농사일에 몰두하면서 심리적 불안감도 덜어냈을 것이다. 이것이 개똥쑥보다 더 큰 치유 효과를 냈을 수 있다.

암에 걸렸다고 두려움에 떨지 않고 직접 농사를 지어먹을 만큼 적극적인 암환자는 별로 없을 것이다. 이런 삶 전반의 치유 노력이 있었고, 개똥쑥이 잘 맞는 체질이라는 점이 합쳐져서 기적적인 치유가 가능했던 특별한 경우인 셈이다.

하지만 그분은 주로 개똥쑥만 강조했고, 언론 역시 그 건강식품에만 주목했다. 난치병을 낫기 위해 어떤 마음으로 어떻게 사느냐 하는 삶 전반을 보지 않고, 단지 하나의 요인만을 보고 따라하는 것은 위험천만한 일이다. 냉성 체질인 환자에게 냉한 성질의 개똥쑥은 병을 악화시키는 독이기 때문이다.

청혈주스, 해독스프 등 암환자들 사이에서 유행하는 채소식품류 역시 마찬가지다. 자신에게 맞지 않으면 병세를 악화시킬 수 있다. 실제 이런 식품류를 먹고 건강이 나빠져서 오는 환자들도 있다. 해독스프에 들어가는 우엉 등의 뿌리채소류는 몸을 따뜻하게 하지만, 열이 많은 사람에게는 좋지 않다. 우엉을 볶아서 만든 차만 먹어도 열이 오르고 답답하다는 사람들도 종종 본다.

이런 채소류를 먹어서 특별한 치유효과를 본 사람이 있다면, 그 사람의 생활 전반의 치유노력을 모두 고려해야 한다. 그리고 내게 맞는 식품인지를 우선적으로 살펴야 한다. 그렇지 않고 무턱대고 따라 먹는 것은 자신의 목숨을 건 도박이다.

● 항암식품이 사람 잡네

암에 좋다고 홍보되는 건강식품들은 대부분 효능이 과장된 것으로, 실제 암 환자를 대상으로 항암효과를 인정받은 제품은 거의 없다. 실험실에서 동물실험을 통해 종양세포의 성장을 늦춘다는 연구결과가 있다고 해도, 이것을 실제 암환자가 복용할 때 얼마나 효과가 있고 어떤 부작용이 있는지에 대한 임상 연구결과는 없다. '항암효과가 있다'는 말 자체가 암환자들이 오해할 수 있는 적절치 못한 표현일 것이다. 설령 동물실험을 통해 약리적으로 항암효과가 있다는 연구결과를 얻었다 해도, 그것이 암환자 개개인에게 어떻게 반응할지는 알 수 없다.

분석학적으로 특별한 성분이 있어도, 실험실 결과처럼 모든 환자에게 치유효과를 내지는 않는다. 영양분을 먹어도 기가 운행되어 온몸에 전해지지 않으면 소용이 없기 때문이다. 그래서 한의학에서는 약을 쓸 때, 위기(胃氣)가 잘 돌게 하는 약을 함께 써서 약효가 사지에 퍼지도록 한다. 개개인의 체질과 기순환 정도, 소화력을 모두 종합적으로 보고 판단해야 한다.

자신에게 맞지 않아서 혹은 소화를 제대로 시키지 못해서, 위염을 일으키거나 가스를 많이 발생시킬 수도 있다. 그럴 경우 오히려 몸을 공격해서 암을 더 악화시킬 수 있다. 암을 앓는 중병 환자들에게는 작은 자극도 병세에 큰 영향을 미친다.

실제 건강기능식품부작용신고센터에 신고된 사례를 보면, 60대 간암환자가 건강식품을 복용한 후 사망한 사례까지 있다. 암이 있기는 했지만 정상인과 크게 다를 바 없이 비교적 건강하게 8년간 생활해온 그 환자는 암에 좋다는 건강식품을, 그것도 유명 회사의 제품을 복용한 후에 구토와 출혈, 복수 증상으로 입원했고 결국 1개월이 되지 않아 사망했다고 한다. 환자들에게는 맞지 않는 건강식품이 생명을 위협하는 직격탄이 될 수 있다.

● **당분 과잉 엑기스 식품의 문제**

건강한 사람이 매실, 복분자, 오가피, 산수유 등 식품이나 약초를 설탕에 재어 엑기스로 먹는 것도 문제다. 좋은 원료의 자연식품을 그대로 이용해서 직접 만들어 먹으면 안전할 것이라고 생각하는 이들이 많다. 하지만 원료인 해당 건강식품이 자신에게 맞지 않을 경우 역시 문제가 된다. 냉성 체질인 사람이 냉성 식품을 장기간 먹거나 열성 체질인 사람이 열성 식품을 장기간 먹으면 병을 부를 수밖에 없다.

엑기스를 먹고 병이 들어 찾아오는 환자들도 적지 않다. 어린 수아도 엑기스류를 너무 많이 먹어서 병이 든 꼬마 환자다. 원래 건강한 아이에게 할머니가 영지버섯이며 약초를 담근 여러 엑기스를 계속 먹였다고 한다. 귀한 손녀가 건강하게 자라기를 바라는 마음에서 한 일이겠지만, 열성 체질인 아이에게 맞지 않는 건강식품을 계속 먹여서 병을 일으켰던 것이다. 수아는 한 달에 한번 꼴로 고열로 병원에 입원하는가 하면 폐렴 등을 오래 앓으면서 병약하게 자랐다.

대사기능이 약한 아이들에게 농축액을 반복적으로 먹일 경우 어른보다 훨씬 위험할 수 있다. 또 조금만 생리적으로 맞지 않아도 어른보다 더 민감하게 반응한다. 열성체질인 아이가 꿀물이나 열성 식품을 계속 먹으면 어른보다 더 빨리 고열로 인한 부작용이 나타난다. 이럴 때 병원에서는 흔히 해열제를 쓰는데, 어릴 때부터 해열제를 자주 쓴 아이들은 허약체질로 자라게 된다.

건강식품으로 병든 수아는 발병 원인인 체질에 맞지 않는 엑기스를 끊고 자기조절을 하면서 다시 건강을 되찾았다.

초등학생인 지수는 그보다 더 큰 부작용으로 겪었다. 지수 역시 농축된 매실 엑기스와 오미자 엑기스 등을 지나치게 먹어 사구체신염 가운데 IgA신증으로 혈뇨와 단백뇨가 심해 자주 병원에 입원해온 병약한 아이였다. 그 부모가 각종 엑기스를 즐기다 보니 지수도 자연스럽게 어릴 때부터 지나치게 먹게 된 것이다. 원래 건강한 아이가 잘못된 건강식품 복용으로 중병에 들게 된 안타까운 경우다. 다행히 엑기스류를 모두 끊고 1년 정도 자기조절을 한 후 건강을 되찾았다.

어른이든, 아이든 진한 엑기스와 약초 달인 물을 무턱대고 먹어서는 안 된다. 자신에게 맞지 않을 경우 오히려 건강을 해치기 때문이다. 특히 신진대사 작용이 취약한 아이들에게는 함부로 먹이지 말아야 한다.

엑기스의 원료가 자신의 체질에 맞다고 해도, 설탕에 절인 농축액은 당분 과잉 상태이므로 결코 건강에 도움이 되지 않는다. 설탕을 많이 먹을수록 뼈가 약해지고, 비만을 부추기며, 비타민과 미네랄 같은 체내 유용 영양소가 소실되고, 면역력이 약해져 각종 질병의 원인이 된다. 뿐만 아니라 미각과 위장 운동을 둔화시켜 올바른 식습관을 방해하고, 점점 더 단맛을 찾는 '설탕 중독'에 빠지게 된다.

- **자신에게 맞는 건강식품도 장기간 먹지 말자**

건강식품을 어느 정도 먹어서 효과를 본 사람들도 분명 있을 것이다. 자신의 체질에 잘 맞고, 안전하게 생산된 것이라면 도움이 될 수 있다. 하지만 특정 건강식품을 먹고 효과를 보았다고 해도 장기간 먹는 것은 좋지 않다.

건강식품은 일반식품보다 대부분 성질이 강하기 때문에 오래 먹는 것은 득보다 실이 크다. 건강식품은 대개 특정 성분을 추출 정제하여 고영양이거나 고농도 상태이기 때문에 그것을 오래 먹는다면, 체내 음식물 대사를 주관하는 간장을 피로하게 만든다. 약을 오래 복용한 사람의 간 기능이 저하되는 것과 같은 이치다.

또 건강식품의 장기복용은 음식의 소화를 담당하는 위장과 노폐물의 배설을 담당하는 신장에도 부담을 준다. 특정 건강식품을 오래 먹는 것은 여러모로 몸 전반에 악영향을 주기 때문에 피하는 것이 좋다.

안전하게 생산된 건강식품이고, 자신에게 맞으며, 꼭 먹어야 하는 경우라면, 너무 장기간 먹지 말고 잠깐씩 쉬면서 먹자. 자신에게 맞는 건강식품을 달여 먹을 때도 농도를 연하게 해서 단기간 이용하는 것이 안전하다.

가장 좋은 식생활은 자연식품을 치우침 없이 고루 먹는 것이다. 많은 사람들이 특정 건강식품만 귀하게 여기지만, 자연에서 생산된 '자연식품'은 모두 '건강식품'이다. 생명력이 있고, 저마다 특별한 영양소와 나름의 효능으로 우리에게 건강한 에너지를 제공한다.

자연식품은 모두 약이라는 것을 전하는 어느 일화를 보자. 인도의 의성(醫聖) 기바는, 스승으로부터 만물 가운데 약이 되지 못하는 세 가지를 구해 오라는 지시를 받았다. 그는 10년간 온 세상을 다녔지만 약이 되지 않는 것을 찾을 수 없었다. 기바는 스승이 내준 과제를 풀지 못한 죄책감으로 눈물을 흘리며 '세상에 약이 아닌 게 없다'고 말했다. 그러자 그 스승은 기바를 인도 최고의 의사로 선포하고 왕궁의 어의가 되게 했다는 일화다.

자연식품은 모두 특별한 효능을 가진 명약이다. 진정한 건강은 비싼 건강식품이 아니라 자연식품에서 찾아야 한다. 생명력이 살아 있는 제철 자연식품을 골고루 먹는 것. 이것이 바로 건강식품의 헛된 광고문구와는 차원이 다른 진정한 '면역강화법'이고, 올바른 '무병장수법'이다.

생활 사이클부터
바로 해야 건강하다

50대인 김수영 씨는 불면증과 피로, 만성 부종에 오래 시달려온 환자다. 여러 병원을 다니며 온갖 검사를 했지만 검사결과는 이상이 없고, 갱년기증후군일 것이라는 말만 들었다. 그 후 갱년기에 좋다는 건강식품은 안 먹어본 것이 없을 정도다. 하지만 병세는 점점 심해져만 갔다. 우울증까지 생겨서 심신이 모두 힘든 날들을 보내다가 자기원을 찾아왔다.

진단 결과 신허(신장의 정기 부족)·간허(간장의 정기 부족)로 몸 전반의 기가 선천적으로 약한 체질이었다. 특히 우리 몸의 수분 대사를 주관하는 신장이 약해서, 병이 들면 부종이 나타나기 쉬운 체질이었다.

하지만 젊은 시절에는 활발히 회사생활을 하면서 건강하게 보냈다고 한다. 그런 그녀가 퇴직하고 집에서만 머무르면서 조금씩 건강을 잃게 되었다. 가장 먼저 나타난 이상은 불면증이었다. 왕성하게 사회생활을 하던 사람이 집에만 있게 되면서 몸과 마음에 스트레스가 된 듯 했다. 잠이 오지 않으니 새벽까지 텔레비전을 보다가 2~3시 넘어 겨우 잠자리에 들었다.

밤잠을 제대로 자지 못하니 하루 종일 기운이 없었다. 다시 밤이 되면 아무리 잠을 청하려 해도 잘 수 없었다. 수면 장애는 만성피로와 우울증을 몰고 왔고, 그 후 임산부처럼 몸이 붓는 증상이 나타났다. 오랜만에 지인들을 만나면 모두 살이 쪘다는 말을 했고, 그 붓기는 좀처럼 가라앉지 않았다. 몸이 부으니 제대로 움직일 수 없고, 이곳저곳 결리는 증상까지 보이면서 삶의 모든 의욕을 잃게 되었다.

그녀의 병적 이상은 퇴사한 후 생활 사이클이 바뀌면서부터 시작되었다. 낮에 열심히 일하고 밤에 잘 자던 사람이 낮에 무력하게 보내고 밤에 텔레비전을 보면서 밤늦도록 자지 못한 것이 발병의 원인이었다. 잠을 제대로 자지 못하면서 면역력이 떨어져 여러 병을 부추긴 셈이다.

수면은 생명활동의 근간이자 건강의 필수 요소다. 잠자는 동안 우리 몸은 심신의 피로를 풀고, 유해물질을 해독하며, 에너지를 얻고, 각종 호르몬을 분비한다. 생명활동에 꼭 필요한 야간의 인체대사는 수면을 충분히 취할 때 원활하게 이루어진다.

한의학에서도 밤에 잘 자는 것을 건강의 필수 조건으로 꼽는다. 그래서 어둠이 내리는 해시(亥時 : 밤 9시30분~11시30분)부터 자기 시작해서, 한방에서 면역기능의 중심으로 보는 간과 담의 기운이 왕성해지는 자시(子時 : 밤 11시30분~1시30분)와 축시(丑時 : 밤 1시30분~3시30분)에 숙면을 취해야 낮 동안 혼탁해진 혈액이 정화되고 면역기능이 강화된다고 강조한다.

또 이 시간에 잘 자야만 뇌를 이루는 주요 진액인 뇌수(腦髓)가 온몸의 뼈로 공급되어 골수(骨髓)를 이루게 된다. 한의학에서 뇌수는 다른 말로 '정(精)'이라고 불리며, 우리의 생명을 유지해주는 가장 중요한 물질로 본다. 밤에 잠을 잘 자느냐가 건강을 좌우한다는 말이다. 결국 김수영 씨의 근본 치유법은 다시 예전처럼 낮에 왕성하게 활동하고, 밤에 푹 자는 생활 사이클을 회복하는 것이었다.

"해가 뜨면 일어나 움직이고 해가 지면 잠을 자는 것이 자연의 순리에 몸을 맞추는 으뜸 건강법이지요. 그런데 지금은 거꾸로 된 생활을 하고 있습니다. 새로 무엇을 배우러 다니든지, 운동을 하든지 낮에 관심을 갖고 활동할 만한 것을 찾아보세요. 밤에는 푹 자야 하는데 그러려면 우선 TV를 끄고 수면 환경부터 만들어야 합니다. TV의 영상 자극이 몸의 수면 모드를 방해하거든요. 잠이 오지 않는다는 데 너무 신경 쓰지 마시고, 마음을 편안하게 이끄는 것을 찾아보세요. 독서나 음악 감상, 명상 등 여러 방법이 있겠지요. 마음이 평안해지면 자연스럽게 잠도 올 겁니다."

그녀는 자기조절을 시작하면서 더불어 잘못된 수면 습관을 바로잡아 나갔다. 물론 쉽지는 않았다. 몇 년간 이어온 생활 패턴을 하루아침에 바꿀 수는 없었지만 의지를 갖고 단계적으로 실천해갔다. 낮에는 문화센터를 다니며 이것저것 새로운 것을 배우기 시작했고, 밤에는 TV를 끄고 고요한 어둠 속에서 자신의 마음에 집중하는 명상을 시작했다. 그러면서 서서히 불면증을 치유했다. 명상으로 심신을 이완시킨 덕에 차차 정상적인 수면 습관을 갖게 되었고, 불면증이 낫자 우울이나 피로, 부종 등도 치유되었다.

우리의 몸은 아침에 일어나서 햇빛을 본 후 14~16시간이 지나면 수면호르몬인 멜라토닌이 분비되어 잠이 오게 되어 있다. 멜라토닌은 빛의 양을 감지하고 반응하는 호르몬이다. 아침에 햇볕을 충분히 쬐고 밤에 방을 어둡게 하면, 생체시계가 정상적으로 작동하여 멜라토닌이 분비되면서 자연스럽게 졸리게 된다.

수면을 취해야 할 밤에 방을 밝게 하거나 TV나 스마트폰 등으로 강한 영상자극을 받으면 수면호르몬의 분비가 제대로 이루어지지 않는다. 잠이 오지 않는다고 TV를 보거나 스마트폰으로 SNS 소통을 하는 것은 스스로 수면 장애를 키우는 셈이다. 수면 장애는 온갖 질병을 부추기므로 건강을 위해서는 반드시 바로 잡아야 한다.

● 자연의 리듬에 생활을 맞추자

해가 뜨면 일어나 햇볕을 충분히 쬐면서 열심히 움직이고, 해가 지면 활동을 접고 고요한 어둠 속에서 수면을 취하는 것이 건강을 지키는 생활 사이클이다. 자연의 일부인 인간은 대자연과 생활 리듬을 맞추어야 건강할 수 있다.

그래서 한의학에서는 사계절의 변화에 맞추어 해가 뜰 때 일어나고 해가 지면 잠자리에 들라고 강조한다. 해가 일찍 뜨고 늦게 지는 여름에는 일찍 일어나서 활동한 후 늦게 자는 것이 좋고, 해가 늦게 떠서 일찍 지는 겨울에는 거기에 맞추어 늦게 일어나고 잠을 충분히 잘 것을 권했다.

대자연의 변화에 순응하기 위해서 여름에는 더운 대로, 겨울에는 추운 대로 지내는 것이 바람직하다. 여름에 더운 기운을 받아 땀을 충분히 흘리면, 체내 노폐물이 빠져나와 몸이 정화되면서 병을 이겨낼 힘이 생긴다. 추운 겨울에 땀을 흘리면 양기가 빠져나가 몸이 허약해지므로 어느 정도 춥게 지내는 것이 이상적이다. 하지만 요즘 사람들은 여름에 냉방병이 걸릴 정도로 서늘하게 지내고, 겨울에는 나른할 정도로 따뜻한 공간에서 생활한다. 자연의 기운을 거스르는 이런 생활이 병약한 몸을 만든다. 자연의 리듬에 생활을 맞추지 않는 한 건강을 지킬 수 없다.

건강을 지키는 식생활의 기본 전제 역시 '자연에 순응하는 것'이다. 각 계절의 기운을 받고 자란 제철 자연식품을 먹는 것이 가장 좋다는 말이다. 예로부터 비시불식(非時不食)이라고 하여 때가 아닌 음식은 먹지 말라고 했다. 제철 자연식품은 천지자연의 기운을 받으며 생산된 그때 가장 필요한 식품이다.

자연은 그 시기에 그곳에서 가장 필요한 식품을 생산한다. 과일을 예로 들면, 더운 지방의 과일은 대체로 수분이 많고 단단하지 않으며 무른 경향이 있다. 이것은 발산하는 성질이 있기 때문에 체내의 열을 밖으로 내보내도록 도와준다. 반면 추운 지방의 과일은 작고 단단한 것이 많은데, 이것은 응축시키고 모으는 성질이 있다. 추운 지방에서는 몸의 에너지를 가급적 밖으로 내보내지 않고 안으로 모아야 하므로 그곳 사람들에게 가장 좋은 식품인 것이다. 참으로 신비롭고 조화로운 자연의 이치다.

사계절이 뚜렷한 우리나라의 경우도 다르지 않다. 봄에는 각종 산나물이 많이 생산되어 원기를 보충하고, 여름에는 수분이 많은 과일이 생산되어 땀으로 빼앗긴 수분을 보충하고, 가을에는 호두나 땅콩 같은 고지방 견과류가 많이 생산되어 추위를 이기는 데 도움을 준다. 우리 땅에서 난 제철 자연식품을 먹는 것이 바로 최상의 보약인 셈이다.

하지만 요즘 우리는 어떤가? 한겨울에도 수박과 참외 같은 여름 과일을 먹는 등 계절에 구애받지 않고 생산된 식품을 일 년 내내 즐기고 있다. 또한 인공적인 환경에서 자연의 흐름을 거스르면서 생산된 식재료도 넘쳐난다. 계절을 가리지 않고 생산된 식품을 아무 때나 먹는 것은 대자연의 무한한 혜택을 외면하는 것이고, 반자연적인 생활은 결국 건강을 해치게 된다. 추운 겨울에 수분이 많은 과일을 즐겨 먹으면 인체 균형이 깨져 추위를 더욱 타게 되고, 더운 여름에 고지방 견과류를 즐겨 먹으면 더위를 더욱 타게 될 뿐이다.

자연의 일부인 인간은 자연의 순리를 따르는 식생활을 실천할 때 건강을 지킬 수 있다. 생명력이 살아 있는 제철 자연음식을 고루 먹는 것이 바로 가장 좋은 식생활이다. 식생활은 물론이고 주거환경과 수면시간 등 생활 전반에서 자연의 순리를 따르는 삶이 참된 건강법이다.

《동의보감》에서도 '사람과 천지자연은 서로 통하며, 사람이 살아가는 원리는 천지자연이 살아가는 원리와 동일하다'고 했다. '자연과 인간이 하나'라는 자각 없이는, 우리 모두는 결코 건강할 수 없다.

자세만 바로 잡아도
병이 낫는다

여진 씨가 어두운 얼굴로 진료실로 들어섰다. 30대라고 믿기 어려울 정도로 나이가 들어 보였다. 문득 청춘의 시간을 모조리 투병하면서 보낸 나의 젊은 시절이 떠올랐다. 치과의사인 여진 씨는 2년 째 편두통과 안구건조증에 시달려왔다. 눈물 생성이 잘 안 되거나 눈물이 빨리 건조되어 생기는 안구건조증은 현대인에게 흔한 질환이다. 여진 씨는 안구건조증이 나타나면서 시력도 급격히 나빠졌고, 몸 전반의 기력도 계속 떨어졌다.

병원을 두루 다니며 여러 검사를 했지만 특별한 이상은 없고, 스트레스 때문이라는 말만 들었다. 병세는 하루가 다르게 심해졌고, 극심한 두통과 뻑뻑한 눈 때문에 환자를 제대로 진료하기 힘들 정도가 되었다.

여진 씨의 진단 결과, 간허(간장의 정기 부족)·심허(심장의 정기 부족) 체질이었다. 선천적으로 간의 정기가 약해서 간과 연결된 장부인 눈이 쉽게 약해질 수 있었다.

그녀와 상담하면서 평소 많은 환자를 진료한다는 것을 알았다. 치과의사들은 환자의 구강을 자세히 들여다보기 위해 주로 상체를 많이 숙이면서 일한다. 업무 시간 내내 허리와 고개가 구부정하다 보니, 머리로 기혈순환이 제대로 될 리 없다. 그 바르지 못한 자세가 두통과 안구건조증의 주된 원인이었다.

게다가 그녀는 교통사고를 당한 적이 있었다. 당시 병원에서 정밀 검사를 받았지만 이상이 없다고 나왔다. 하지만 사고 당시 목이 강한 충격을 받으면서 경추 부위에 근육과 신경이 미세하게 손상을 입은 듯했다. 병원 검사에는 문제가 없다고 나오지만 교통사고 후유증으로 근육이나 신경이 손상되어 각종 이상을 호소하는 이들이 적지 않다. 경추 부위의 손상은 순환장애를 일으켜서 어지러움, 어깨나 팔 저림, 가슴이 답답한 증상 등을 보이기도 한다.

그녀 역시 교통사고 이후 오래도록 목과 어깨가 뻐근했다고 한다. 후유증을 겪을 당시 손상된 부위에 근육과 신경 조직들이 빨리 회복되도록 목에 부담을 주는 자세나 동작은 피해야 하는데 치과의사라는 직업 탓에 그러지 못한 것이 발병의 결정적인 요인이었다.

● **구부정한 목과 허리를 바로 펴자**

요즘 젊은 층에서 꾸준히 늘고 있는 질병이 병원에서 원인을 모른다는 두통, 이명, 현기증, 안구건조증이다. 이들은 대부분 자세 불량과 운동 부족으로 인해 목과 허리에 이상이 있는 경우이다.

특히 목이 바르지 못한 경우가 대부분이다. 오래 앉아만 있거나, 구부정한 자세로 컴퓨터를 보거나, 어디를 가든 고개를 숙여 휴대폰만 보고 있다 보니 일자목이나 거북목이 된 것이다. 이 자세 불량이 머리로의 원활한 기혈순환을 방해해서 뒷목이 뻣뻣해지고, 손이 차고, 두통, 이명, 현기증, 코 막힘, 시력저하, 불안, 불면, 만성피로 등을 일으킨다.

경추디스크나 척추디스크처럼 병원의 검사 기기로 확실한 이상을 찾는다면 그나마 답답히지는 않을 텐데, 많은 환자들이 병원에서 이상이 없다는데 머리가 아프고 귀가 울리며 어지러운 증상으로 괴로워한다. 자세 불량으로 인해 뒷목의 근육이 긴장되고, 머리로의 기혈순환이 원활하지 못해 나타나는 증상이라는 것을 모른 채 답답해하는 것이다.

이런 환자들은 자세를 바로 잡아야만 근본적인 치유가 된다. 일상생활 속에서 잘못된 자세를 바로 잡아 경직된 목을 풀고, 뇌로 기혈순환이 원활해지도록 운동을 하는 것이 가장 좋은 약이다. 증상이 가벼울 때는 목체조만 해도 나을 수 있다.

"여진 씨의 두통과 안구건조증은 상체를 숙이며 일해야 하는 직업병인 것 같습니다. 허리와 목을 바로 세우고 환자를 볼 수 없으니, 다른 치과의사들도 이런 증상이 많아요. 업무 중에 수시로 간단한 스트레칭을 해서 목의 긴장을 풀어주세요. 기지개를 활짝 켜고 고개를 돌리는 가벼운 목체조만으로도 도움이 되지요. 지금은 뒷목이 많이 굳어있는데요, 뒷목이 뻣뻣해지는 것을 막으려면 우선 허리가 강해야 하므로 평소 운동을 꾸준히 하는 것이 근원적인 치유법입니다."

여진 씨는 자신의 발병 원인에 대한 설명을 들은 후, 운동과 함께 자세를 바로 잡는 노력을 시작했다. 먼저 출근하기 전에 걷기 운동을 하고, 걷거나 앉을 때는 가슴을 펴고 허리와 목을 반듯하게 하기 위해 의식적으로 노력했다. 진료 중간마다 구부리면서 쌓인 몸의 긴장을 풀기 위해 스트레칭도 했다. 크게 기지개를 켜고, 목을 돌리고, 가슴을 펴고 숨쉬기를 하는 체조를 짬짬이 하자 극심하던 편두통은 줄어들기 시작했다.

가슴 펴기나 목 돌리기, 심호흡 등은 간단한 운동이지만 의외로 큰 효과를 낸다. 가벼운 목체조를 꾸준히 해서 이명 증상이 개선된 환자도 있고, 가슴을 펴고 심호흡을 꾸준히 해서 위장병이나 우울증이 개선된 경우도 있다. 병의 뿌리인 잘못된 자세를 바로 잡는 근원적인 방법이기 때문이다.

자기치료와 함께 발병 원인인 잘못된 자세를 바로 잡기 위해 노력하면서 여진 씨의 만성 두통과 안구건조증은 3~4개월 만에 치유되었다. 몸의 기둥인 척추와 경추가 바로 서면서, 온몸의 기혈순환이 원활해진 탓에 혈색도 좋아지고 살도 오르면서 다시 젊은 모습을 되찾았다. 자세를 고쳐서 병을 고치고, 빛나는 젊음도 되찾은 셈이다.

집의 기둥이 부실하면 집 전체가 무너져 내리듯, 몸의 기둥인 척추와 경추가 바로 서지 않으면 온몸의 건강이 무너져 내린다. 그 기둥을 바르고 튼튼하게 하는 것은 평소 자신이 어떤 자세를 하고 사느냐에 달렸다.

몸의 병과 마음의 병은
치유원리가 같다

자기원은 전국에서 환자가 온다. 아픈 몸으로 전라도나 충청도에서 찾아오는 환자들을 볼 때면 안쓰럽다. 내가 오래 투병하던 시절, 전국의 명의를 찾아다니며 치료를 받던 기억도 난다. 그 시절 나처럼 그들도 서럽고 두렵고 막막한 심정으로 나를 찾아온다는 것을 생각하면, 의사로서 어깨가 더 무거워지곤 한다.

50대 중반인 정재현 씨는 대전에서 매일 자기원에 오는 환자다. 철도 교통이 발달하면서 대전에서 대구는 그리 멀지 않은 곳이 되었지만 매일 오는 게 쉽지 않기에 신경이 쓰였다. 이렇게 멀리서 오는 환자일 경우 대개 집에서 스스로 자기조절을 하고, 가끔씩 자기원에 와서 병세의 변화를 점검하도록 하는 편이다.

하지만 정재현 씨만큼은 매일 오게 했다. 남다른 사정이 있기 때문이다. 그는 이상한 소리가 들려서 정상적인 생활을 할 수 없는 환청 환자였다. 자신을 욕하거나 비방하는 소리가 끊임없이 들린다는 것이다. 여러 명의 사람들이 양쪽 귀에 대고 온갖 비난과 험한 욕을 퍼붓는 바람에 그는 자신이 점점 미쳐간다고 생각하고 있었다.

귓가를 떠나지 않는 환청으로 인해 이미 넋이 반쯤 나간 상태였고, 일상생활이 불가능할 정도로 공포감에 떨고 있었다. 환청 증상이 처음 나타난 10년 전부터 너무 두려워서 정신과 병원에서 처방하는 약을 복용해왔다. 병을 낫게 하는 약은 아니지만, 적어도 그 약을 먹으면 잘 수 있었다고 한다. 잠이 들면 환청의 공포에서 잠시나마 벗어날 수 있었기 때문에 약에 의지해서 몽롱한 채로 살아왔던 것이다.

그러는 사이에 병은 점점 깊어갔고 다른 사람들을 만나는 것조차 두려운 상태가 되었다. 환청 외에도 두통이 심하고, 간간히 환시(여러 형상들이 보이는 것) 증상도 있었다. 이미 세상을 떠난 지인들의 모습이 선명하게 보여서 놀랄 때가 많다고 했다.

● **우울증, 공황장애, 불안증은 불치병이 아니다**

자기원에 처음 왔을 때도 그는 두려움에 떨면서 정신이 없어 보였다. 아내를 따라 오기는 했지만 자기조절을 해서 자신의 정신병이 나을 거라고 믿지 않는 것 같았다. 아무런 희망이 없이 공포감에 떨고만 있었다. 진단 결과, 간실(간장의 사기 과잉)·위실(위장의 사기 과잉)로 열이 많아서 머리로 잘 올라가는 체질이었다. 그 비정상적인 열이 두뇌활동을 방해해서 환청을 들리게 한 것이다.

나는 그에게 그런 체질적 특징을 설명했다. 머리의 열을 내리면 치유할 수 있다는 것도 자세히 설명했다. 처음에는 열 때문에 자신이 정신병에 걸렸다는 것을 제대로 이해하지 못하는 것 같았다.

공포에 떨고 있는 그에게 치료를 시작했다. 자기조절을 통해 간경락의 비정상적인 열을 내리기 시작하자 조금씩 환청 증세가 잦아들었다. 크게 들리던 소리가 작아지고, 무슨 소리인지 모르는 웅성거림으로 변해갔다. 잠자는 약의 복용량을 계속 줄이고도 환청 증상은 조금씩 호전되었다. 그런 변화를 겪으면서 그는 비로소 희망을 보았고 치유에 대한 의욕을 보이기 시작했다. 자신이 '낫지 못하는 몹쓸 정신병에 걸린 불행한 인생'이라는 생각을 떨치게 된 것이다.

사람들은 몸과 마음이 별개라고 생각하고, 정신질환은 더 낫기 힘들다고 믿는 경향이 있다. 이것은 잘못된 편견이다. 우리의 몸과 마음은 하나로 연결되어 있다. 몸을 움직이면 호르몬 같은 체내 화학물질의 분비가 달라지면서 마음에 영향을 주고, 마음을 바꾸어도 체내 화학물질의 분비가 변하면서 몸에 영향을 준다.

몸의 병처럼 정신의 병도 오장육부에 뿌리를 두고 발병한다. 오장육부의 균형을 되찾으면, 정신질환 역시 정상으로 돌아온다. 정재현 씨처럼 머리에 열이 쌓여 정신활동이 비정상적으로 되었다면, 치료와 생활개선을 통해 열을 내리고 균형을 잡으면 다시 건강해진다. 아픈 몸의 치료처럼 치유의 원리는 같기 때문에 정신질환이라고 해서 더 절망할 필요가 없다는 말이다.

자기원에서 치유한 환자들 가운데는 정신질환자들도 적지 않다. 우울증, 공황장애, 불안증, 기억력 장애 등 정신적 문제를 가진 이들은 대부분 치료 초기에 '불치'라는 고정관념이 있고, 자신의 병을 부끄러워하고 두려워한다.

또 이들은 대체로 몸의 병도 가지고 있다. 몸과 마음이 연결되어 있기 때문에 어디 한 곳이 병들면 자연스럽게 다른 곳도 건강을 잃게 되는 것이다. 심신이 모두 아픈 환자라고 해도 오장육부의 균형을 찾는 자기치료와 생활치유를 하면 건강을 되찾을 수 있다.

● **자신을 있는 그대로 사랑하자**

정재현 씨는 어릴 때부터 열등감이 많았다고 한다. 스스로 못생겼고, 잘하는 게 하나도 없는 못난 사람이라는 인식이 강했다. 그 열등감이 마음의 병을 키우는 불씨가 되었을 것이다. 게다가 그는 직장생활도 순탄치 않았다. 회사에서 일과 인간관계로 스트레스에 시달리면서 병을 키웠던 것이다. 직장생활에서 받은 스트레스와 환청 증상까지 겹치면서 40대 후반에 회사를 퇴사하고, 집에서 잠자는 약만 먹으면서 살아왔다.

"정재현 씨는 외모가 너무 멋져요. 살이 찌는 바람에 뚜렷한 이목구비가 가렸는데요, 살만 빼면 미남이시겠는데요? 가장 먼저 나부터 나를 사랑하고, 멋지다고 생각하셔야 합니다. 내가 나를 좋아하지 않는데, 남들이 나를 좋아할 리 없겠지요. 매일 자신에게 '온 세상에서 가장 소중한 존재'라고, '나를 무조건 사랑한다'고 큰 소리로 말해주세요. 그렇게 계속 말하다 보면, 자신이 얼마나 멋진 사람인지 알게 될 겁니다."

자신을 있는 그대로 사랑하는 게 가장 좋은 약이라고 설명했다. 멋진 자신을 보다 빨리 알아보기 위해서, 난치병을 보다 빨리 치유하기 위해서 반드시 운동이 필요하다는 것도 강조했다.

그는 초진을 받을 때와 달리 내 설명을 열심히 듣고 이해하려고 애쓰는 게 보였다. 하지만 무언가를 선뜻 시작하기가 무섭고, 사람들을 만나는 것도 두렵고, 자기원 외에 외출하는 것도 자신이 없다고 했다. 하지만 차차 동네 공원에서 걷기운동을 해보겠다는 의지를 보였다.

나는 정재현 씨가 최대한 많이 움직이도록 하기 위해서 우선 자기원에 매일 열심히 오라는 처방을 했다. 대전에 사는 그가 대구 자기원까지 오려면, 지하철을 타고 역으로 가서 다시 기차를 타고 대구로 와야 한다. 대구에서는 다시 버스를 타고 내려서 자기원이 있는 동네까지 걸어와야 한다. 어쩔 수 없이 몸을 움직여야 하고, 여러 사람들을 만나야 한다. 두려움에 떨면서 잠만 자고 살았던 그에게는 자기원까지 오는 것이 용감한 도전이고, 치유의 여정인 셈이다.

정재현 씨는 매일 용기를 내어 자기원에 왔다. 그렇게 다시 세상 속으로 발을 들여놓는 그를 지켜보면서 가슴이 먹먹할 때가 많았다. 자기원이 문을 여는 날이면 하루도 거르지 않고 치료를 받으러 온 그는 6개월 만에 모든 병을 털어냈다.

"원장님 정말 고맙습니다. 평온한 세상에 다시 태어난 것 같습니다."

"그동안 대구까지 매일 오시느라 수고하셨습니다. 그렇게라도 움직여야 빨리 나을 수 있기 때문에 안쓰러웠지만 매일 오시라고 했던 거예요."

"원장님의 마음을 제가 어떻게 모르겠습니까? 자기조절은 물론이고 자기원까지 오는 모든 과정이 제게는 치료였지요. 그래서 더욱 고맙습니다."

"제가 더 고맙습니다. 이렇게 빨리 다 나아주셔서요."

이것만은 알아두자

난치병 치유를 위해
반드시 알아야 할 것

1 잘못된 치료에서 벗어나자

약으로 새로운 병이 생기는 '약원병'이나 의학적 치료로 병을 키우는 '의원병' 환자는 의외로 많다. 오래 먹어서 부작용이 없는 약은 없고, 계속된 수술은 인체 전반에 악영향을 주게 된다. 병원 치료를 해도 차도가 없고 병세가 심해진다면, 완치와는 거리가 먼 약에 중독되어 새로운 병을 부추기고 있는 것은 아닌지 먼저 살펴야 한다.

치료 부작용을 단지 병이 악화되는 것으로 오해하는 일은 결코 없어야 한다. 의원병과 약원병은 일부 환자들만의 이야기가 아니라 치료를 받는 사람이라면 누구라도 겪을 수 있다. 이럴 경우 잘못된 치료에서 우선 벗어나는 것이 급선무다.

2 불안한 치유법에 현혹되지 말고 먼저 공부하자

누가 어떤 치유법으로 병이 나았다고 해서 무턱대고 따라하는 것은 위험하다. 세상의 그 어떤 치유법도 만능일 수 없고, 자신에게 맞지 않으면 병을 더 키울 뿐이다. 난치병 환자라면 자신에게 맞지 않는 건강식품을 먹고 있는 건 아닌지, 자신의 체질에 좋지 않는 건강법을 따르고 있는 건 아닌지도 반드시 점검해야 한다. 자신에게 맞는 치유법이라면, 오래된 병이라고 해도 병세가 호전되는 긍정적인 변화를 느낄 수 있다.

잘못된 치유법에 현혹되지 않기 위해서 치료의 주체인 환자와 가족이 성실하게 공부해야 한다. 자신의 병에 대해서, 일반적인 병원 치료법과 대체요법, 생활치유법 전반에 대해서 제대로 이해하도록 공부를 해야 한다. 결국 공부하는 환자가 살아남고, 완전한 치유에 이를 수 있다.

3 병원 진단에 절망하지 말고 자신의 치유력을 믿자

많은 난치병 환자들의 공통점 가운데 하나가 의학의 한계를 자신의 한계로 받아들인다는 것이다. 그래서 병원의 '난치', '불치'라는 진단 앞에서 계속 절망한다. 하지만 의학의 한계와 달리 우리 모두에게는 무한한 치유력이 내재되어 있다. 의학적 편견을 깨고 기적적으로 치유한 이들은 무수히 많다.

자신의 병을 두려워하고 절망하면 스트레스호르몬 등이 분비되어 병세만 더욱 악화된다. 우리의 생각은 호르몬이나 신경전달물질 같은 체내 화학물질을 바꾸어 몸 전반에 바로 영향을 미치기 때문이다. 병원의 부정적인 진단에 절망하지 말고, 내 안의 내재된 큰 치유력을 믿자. 낫는다는 믿음과 희망은 강력한 치유에너지가 된다. 믿음의 치유력을 말하는 '플라시보(placebo) 효과'는 의학적으로도 이미 증명된 이론이다.

4 희망을 주고 근원적인 치유를 도모하는 의사를 찾자

난치병을 치유하기 위해서는 좋은 의사를 적극적으로 찾아야 한다. 진정한 치유란 병적 증상만 잠시 없애는 것이 아니라 발병 원인을 찾아 바로 잡는 것이다. 완치하기 위해서는 근원적인 치유의 길인 생활처방에 적극적인 의사를 찾자.

아울러 치유에 대한 희망을 심어주는 의사를 찾아야 한다. 난치병 환자에게 절실한 것은 낫는다는 희망이다. 아무리 의학적 실력을 갖춘 의사라고 해도, 비관적인 시각이 강하고 부정적인 말을 해서 환자를 불안하게 만든다면 제대로 치료효과가 날 리 없다. 의사의 '낫는다'는 말 한마디에 죽음의 문턱에서 살아나는 기적 같은 치유사례도 있다. 의사 자체가 플라시보 효과를 내는 것이다. 불안한 환자의 마음을 다독여 희망을 주고 잠재된 치유력을 키우도록 이끄는 심의(心醫)를 만난다면 완치의 문을 연 것이나 다름없다.

5 발병 원인을 없애는 나만의 치유법을 찾자

오래 치료를 해도 병이 잘 낫지 않는 이유는 크게 두 가지다. 잘못된 치료를 받고 있거나, 발병 원인에서 벗어나지 못하고 있기 때문이다. 처음부터 난치병은 없다. 병의 원인인 생활습관을 바로 잡지 않으면 어떤 치료를 해도 완치되지 않는 '난치병'이 되는 것이다.

병원에서 발병 원인을 명확히 알 수 없는 병이라고 해도, 환자가 생활 전반을 세세히 점검하면 원인을 찾을 수 있다. 병세의 변화를 꼼꼼히 관찰하면서 증상이 심해지거나 호전되는 날은 평소와 달랐던 점을 비교하다 보면, 개별적이고 복합적인 요인이 맞물려 나타나는 발병의 원인과 치유의 방향을 잡을 수 있다. 적극적으로 자신의 생활을 점검해 발병의 뿌리가 된 잘못된 생활습관을 바로 잡는 것이 유일한 완치의 길이다.

6 마음의 상처를 치유하고 긍정의 힘을 키우자

난치병 환자들은 마음에 상처가 있거나, 심리적 스트레스가 크거나, 병에만 집착해서 원망하며 살아가는 경우가 많다. 마음 상태는 호르몬이나 신경전달물질 같은 체내 화학물질을 바꾸어 몸 전반에 바로 영향을 미친다. 긍정적인 마음은 면역력을 강화하고, 부정적인 마음은 면역력을 저하하는 생리변화를 일으킨다. 아무리 좋은 치료를 받아도 마음이 지옥이라면 치유되지 않는 것이 그 때문이다.

잘 낫지 않는 병으로 고통 받고 있다면, 자신의 내면을 점검할 필요가 있다.

마음의 상처를 오래 품고 살았다면 자신을 치유하기 위해서 상처 준 사람을 용서하고, 불만이 가득하다면 자신과 타인을 '있는 그대로' 사랑하는 법을 배워야 한다. 병적 고통에 집중해서 두려움과 원망에 갇혀 있다면, 질병에 묶여 있던 마음을 다른 곳으로 돌리는 적극적인 노력이 필요하다.

삶의 의미를 찾는 일을 하거나, 체력이 허락하는 범위 내에서 좋아하는 취미활동을 하거나, 긍정적인 희망을 키우는 종교 활동을 하는 것도 도움이 된다. 좋은 치유서를 읽으면서 희망을 얻고, 기도를 하면서 마음의 평화를 찾고, 코믹영화를 보면서 한바탕 웃는 것이 모두 마음을 밝게 이끌어 치유력을 키워준다. 상상치유, 명상요법, 최면요법, 웃음요법 등 마음을 치유하고 긍정화하는 심신요법 가운데 자신에게 맞는 것을 찾아 실천해보자.

이것만은 알아두자

채식에 대해
반드시 알아야 할 것

1 채식주의는 사람마다 효과가 다르고, 자신의 체질에 맞지 않을 경우 독이 된다. 채식주의자가 된 후 건강해진 사람이 있다면, 그 사람에겐 채식이 잘 맞았다는 말이다. 채식주의자들 중에는 생활 전반에서 건강을 위해 노력하는 이들이 많다. 채식을 결심하면서 남다른 각오로 금연과 금주를 실천하고, 유해 가공식품을 먹지 않으며, 소식하는 등 건강을 위해 두루 노력하는 것이다. 이런 삶 전반의 변화를 보지 않고, 단지 채식주의만 무턱대고 따라하는 것은 자신의 건강을 걸고 하는 도박이다. 자신이 채식에 맞지 않는 체질이라면 오히려 건강을 해치기 때문이다. 우리는 모두 다르고, 자신에게 맞지 않는 건강법은 오히려 독이 된다. 이것은 유행하는 건강법에 모두 적용되는 불변의 진리다.

2 자신의 체질이 채식 중심의 식생활에 맞는지부터 정확히 알아보자. 자연식품은 모두 좋은 식품이다. 단, 자신의 체질에 맞는 식품과 잘 맞지 않는 식품이 있을 뿐이다. 자신의 체질을 정확히 모른다면, 안전하게 생산된 자연식품을 골고루 먹는 것이 최상의 식생활이다. 채식주의를 하려는 이유가 소화기능의 부담을 덜어주고 노폐물을 적게 만들어 건강을 지키려는 것이라면, 불안한 채식주의보다는 가장 안전하고 효과적인 '소식'을 실천하는 것이 현명하다. 곡물, 채소, 과일, 육류, 생선 등 균형 잡힌 식단으로 소식하

는 것이 가장 이상적이다.

3 전문가를 통해 채식이 잘 맞다는 체질 진단을 받았다고 해도, 육류나 어류를 전혀 먹지 않고 채식만 한다면 영양 불균형으로 건강을 해칠 수 있다. 채식 중심의 식단에 생선을 적절히 먹고, 가끔씩 육류를 적당히 먹어서 필수 영양소를 공급해야 한다. 동물성 단백질은 우리 몸에서 흡수 이용되는 비율이 높아서 인체의 근육, 뼈, 면역세포, 각종 호르몬 등을 만드는 주원료가 된다. 물론 콩과 같은 식물에도 단백질이 풍부하다. 하지만 중요한 것은 해당 식품에 함유된 영양소가 아니라 실제 우리 몸에서 제대로 흡수되어 쓰이는 효용성이다.

4 난치병 환자들이 치유법의 하나로 채식주의를 선택하는 것은 매우 위험하다. 건강한 사람도 자신의 체질에 맞지 않는 채식주의를 계속할 경우, 몸의 균형이 무너져 병을 부르게 된다. 이미 몸의 균형이 무너져 병든 환자가 자신에게 맞지 않는 채식주의를 고집한다면 치명적인 해가 될 수 있다. 채식 중심으로 식단을 바꾸어 지병이 심해지거나 새로운 이상 증상이 나타난다면 바로 중단해야 한다. 이런 부작용을 단지 병이 심해지는 것으로 오해하고 채식을 계속 하는 것은 위험천만한 일이다.

채식주의 열풍이 만든 가장 심각한 문제가 바로 채식 부작용으로 오히려 병을 키우는 환자들이다. 난치병 환자들이 가진 채식에 대한 강박증부터 바로잡아야 한다. 특히 암환자들이 무턱대고 채식주의를 고집하는 것은 스스로 암과 싸울 힘을 무력화시키는 것과 같다. 병을 이기기 위해 필요한 면역체는 제대로 영양공급이 될 때 만들어지고, 힘든 치료를 견딜 체력 또한 충분한 영양이 있어야 형성된다.

5 성장기에 있는 아이들, 임신부, 수유부, 노약자는 반드시 적절한 육식을 해야 한다. 제대로 영양공급이 될 때 우리 몸은 자라고, 제 기능을 하며, 새로운 생명체를 만들 수 있다. 외국에서 채식주의자 부모가 아이의 이유식으로 육류를 전혀 먹이지 않아 체중미달로 죽음에 이르게 한 사건이 있었고, 그 부모는 구속되기도 했다.

6 채식이 잘 맞는 체질이라고 해도 너무 많은 종류의 채소를 한꺼번에 먹거나, 수십 종의 채소를 원료로 만든 채소주스를 먹는 것은 좋지 않다. 각각의 식품을 대사하기 위해 소화기관을 피곤하게 만들기 때문이다. 한 끼에 먹는 음식의 종류는 비교적 소박하게 하고, 그 다음 식사에서 다른 음식을 먹어 전체적으로 골고루 영양을 공급하는 것이 가장 이상적이다.

7 채소와 육류를 비롯한 모든 식품은 어떻게 생산되었고, 어떻게 조리하느냐가 중요하다. 농약을 많이 써서 생산한 채소를 해로운 식용유로 조리해서, 유해 성분이 가득한 조미료로 맛을 내어 먹는다면 결코 건강에 이롭지 않다. 채식이든 육식이든, 비교적 자연 친화적인 방식으로 생산된 것을 선택해서 유해 성분을 첨가하지 않고 단순하게 조리해서 바로 먹어야 한다.

8 균형 잡힌 식생활을 위해 채소를 먹을 때는, 우리 땅에서 생산된 제철 채소가 좋다. 우리 땅에서 안전하게 생산된 제철 자연식품은 모두 보약이다. 자연은 그 계절에 그곳에서 가장 필요한 식재료를 생산해낸다. 자연의 흐름에 역행해서 제철이 아닌 채소와 수입된 과일·채소를 즐겨 먹는다면 몸의 균형이 무너질 수 있다.

9 채소를 먹을 때는 골고루 먹는 것이 좋다. 식품의 기본적인 성질을 보면 육류가 가장 열성이고, 곡물은 평하며, 채소는 대체로 냉한 편이다. 육류 중에는 닭고기가 가장 열성이고, 소고기는 평하며, 돼지고기는 비교적 냉하다. 채소 중에는 잎채소가 더 냉하고, 뿌리채소는 비교적 따뜻한 성질이다. 물론 양파나 고추, 마늘 같은 열성 채소도 있다. 좋다고 알려진 특정 채소만 편식하지 말고 골고루 먹는 것이 이상적이다.

10 채식도 환경의 변화에 맞추어야 한다. 더위 때문에 수분이 많이 필요한 여름에는 수분 함량이 많은 채소와 과일을 충분히 먹고, 추울 때는 몸을 냉하게 만드는 채소 섭취를 줄이는 것이 현명하다. 겨울에는 몸을 더 냉하게 만드는 생채소보다는 익힌 채소나 말린 채소, 김치 같은 발효 채식이 낫다.

11 평소 소화력이 약하거나 과로 등으로 소화기능이 잠시 떨어졌을 때는 섬유질이 많은 채소를 피하고, 생채소보다는 익힌 채소를 먹는 것이 좋다. 섬유질이 많은 채소는 가스를 많이 만들어 소화기관에 부담을 준다. 생채소는 익힌 채소보다 수분함량이 많아서 소화흡수를 저하시킨다. 간장과 된장은 독을 풀고 오장을 편안하게 하므로, 채소를 간장과 된장으로 조리해서 먹는 것도 좋은 방법이다.

5

자신만의
진짜 의사를 깨워라
: 무병장수 처방전

모든 사람에게는 자신만의 의사가 있다. 자신만의 의사를 제대로 깨우는 사람은 천수를 누리며 건강하게 산다. 한의학은 인간의 천수를 120살로 본다. 병 없이 건강하게 오래 사는 무병장수의 답은 언제나 자신에게 있다.

무병장수의 시작은
현명한 식생활이다

　사람은 호흡을 하고, 밥을 먹고, 몸을 움직이고, 정신활동을 하며 산다. 이것이 바로 되지 않으면 병이 생긴다. 그래서 예로부터 한의학에서는 호흡, 식사, 운동, 마음을 건강의 으뜸 요소로 강조했다. 그 가운데 옛날과 비교해 풍족해진 오늘날 더욱 문제가 되는 것이 바로 식생활이다. 현대인의 많은 병이 영양 과잉에서 비롯된 것이고, 실제 내가 만나는 환자들의 상당수가 과식으로 병이 생긴 경우이다.

　난치병으로 오래 고생한 김현숙 씨도 그런 경우다. 탄력 있는 몸과 활달한 성격을 가진 그녀는 에어로빅 강사다. 누가 봐도 아픈 사람으로 보이지 않을 만큼 건강한 모습이다. 하지만 그녀에게는 남들에게 말 못할 난치병이 있었다. 바로 '공황장애'다. 멀쩡할 때는 더 없이 건강하고 명랑한 사람인데, 공황장애 증상이 나타나면 갑자기 죽을 것 같은 공포감이 찾아왔다.

7년 전 쯤 난데없이 건물이 무너질 것 같은 두려움이 든 이후, 수시로 공포감이 찾아왔다고 한다. 차를 타고 가다가 갑자기 사고가 날 것 같고, 다리가 무너질 것 같고, 큰 재난이 닥칠 것 같은 두려움 때문에 고통스런 날들을 보냈다. 죽을 것 같은 공포감 때문에 점점 사회생활이 어려워졌지만 가족들조차 그녀의 병을 제대로 이해해주지 못했다. 멀쩡할 때는 건강한 사람으로 보이기 때문이다.

병을 치유하기 위해 몇 년 째 병원을 다니며 약을 처방받아 먹고 있었고, 한방 치료도 병행했다. 하지만 전혀 나아지지 않았고 '이러다 폐인이 되겠다'는 생각마저 들었다고 한다. 그 무렵 지인의 소개로 자기요법을 알게 되어 부산에서 치료를 받으러 왔다.

김현숙 씨의 진단 결과, 열이 많은 신허(신장의 정기 부족) 체질이었다. 신장의 기가 약해서 열이 머리로 올라가기 쉬운 체질에게 잘 나타나는 음허, 즉 인체의 호르몬 대사작용의 부조화로 공황장애가 나타난 듯했다.

그녀는 직업상 운동을 규칙적으로 하고 평소 성격 또한 스트레스를 많이 받지 않는데, 난치병에 걸린 것이 의문이라고 했다. 나 역시 몸의 균형을 깬 이유가 궁금했다. 그녀와 상담하면서 평소 과식을 한다는 것을 알았다. 운동을 많이 하는 직업이다 보니 먹는 양 또한 많았다. 특히 저녁밥을 많이 먹는 편이었다. 그 '저녁 과식'이 몸의 균형을 깨는 주된 원인이었던 것이다.

● **체내 활성산소를 유발하는 과식**

과식을 하면 소화기관에 부담을 주고, 소화흡수율이 저하된다. 또 체내 정체된 음식물이 부패 발효하면서 독소를 만들어 혈액을 오염시키고 몸 전반의 기능을 저하시킨다. 또한 질병과 노화의 주역으로 알려진 활성산소를 발생시킨다. 활성산소는 우리 몸의 신진대사 과정에서 필연적으로 발생하는데, 과식하게 되면 그만큼 발생량이 많아진다.

미국 코넬대학의 연구결과에 따르면, 적게 먹인 쥐가 많이 먹인 쥐보다 약 33% 가량 수명이 연장되고, 훨씬 건강하며 활력이 넘치는 것으로 나타났다. 위스콘신 대학 연구팀 역시 30% 적게 먹인 원숭이가 30% 가량 수명이 연장되고, 고혈당 증상이 없으며, 암과 심폐질환 발생률이 50% 줄고, 노화로 인한 뇌 손상도 감소하는 등 더 건강하고 오래 산다는 연구결과를 발표했다. 결국 과식을 하면 질병의 위험은 커지고, 노화속도는 빨라지며, 더 병약하게 산다는 말이다.

《동의보감》에도 과식은 온갖 병을 부른다고 지적한다. 음식을 지나치게 먹으면 위장이 상하고, 근맥(힘줄과 핏줄)이 상하며, 폐가 상하고, 기를 많이 소모시키는 등 많은 폐해를 낳는다고 강조한다.

그래서 과식이 만병의 근원이라는 말까지 나오는 것이다. 그 가운데 특히 저녁 과식이 해롭다. 잠들기 직전에 꾸역꾸역 위장을 채우면 소화가 제대로 될 리 없고, 다음날 아침까지 더부룩해서 아침식사에도 방해가 된다. 수면 모드로 들어가는 밤에 지나치게 많은 음식을 먹게 되면, 우리 몸은 쉴 수 없게 된다. 또 음식물을 소화하기 위해 계속 열을 만들고, 그 열이 머리로 뜨면서 불면증과 공황장애 같은 이상을 부추기는 것이다.

나는 그녀에게 식생활, 특히 저녁 과식이 얼마나 해로운지를 차근차근 설명했다. 아무리 운동을 열심히 해도 어느 한 부분에서 몸의 균형이 깨지는 생활을 이어가면 결국 병으로 나타난다는 것도 알렸다.

"워낙 식성이 좋으시니까 아침과 점심은 먹고 싶은 만큼 드세요. 단 오래 씹어서 천천히 먹으면 과식하는 것을 좀 줄일 수 있습니다. 하지만 저녁만큼은 반드시 소식을 해야 합니다."

나는 식생활 처방을 했고, 그녀는 당장 실천에 옮겼다. 평소 소화력이 왕성했기 때문에 자신의 과식이 문제가 되는지 몰랐다는 그녀는 저녁에 먹는 양을 반으로 줄였다. 저녁식사 시간도 조금 앞당기고, 천천히 먹는 습관도 들였다. 자기조절과 생활치유를 적극적으로 실천한 김현숙 씨는 빠르게 호전되어 3~4개월 만에 공황장애에서 벗어났다. 요즘은 약 없이도 심신이 모두 건강하게 살고 있다.

● 20년 중증 방광염의 발병 원인

오근영 씨도 과식하는 습관이 발병의 뿌리라는 것을 알고, 바로 잡아 완치한 경우다. 20여 년간 중증 방광염을 앓아온 그녀는 평생 견딜 수 없는 통증 때문에 진통제를 달고 살았다. 20년간 병원을 다녔지만 병은 점점 깊어만 갔다.

여성이 남성보다 방광염에 잘 걸리는 것은 요도 길이가 약 3~4cm 정도로 짧고 굵으며 항문이나 질에 가까워 세균감염이 쉽게 일어나기 때문이다. 하지만 평생 방광염을 모르고 사는 여성도 있다.

오근영 씨의 생활을 점검하면서 그녀 역시 대식가라는 것을 알게 되었다. 먹는 것을 워낙 좋아하는 분이었다. 과식으로 인한 장내 가스가 염증을 일으켜 방광염의 원인이 되었던 것이다.

"원장님, 제가 많이 먹어서 방광염을 부추겼다는 말씀은 이해하기 힘듭니다."

근원적인 치유를 위해서 먹는 양을 줄어야 한다는 생활처방을 하자 그녀가 놀라면서 한 말이다. 음식과 방광염이 관련 있다는 것을 잘 믿으려 하지 않았고, 자신이 과식을 하고 있다는 것도 제대로 받아들이지 않았다. 과식으로 인한 문제라면 위장병부터 생겨야 한다고 믿고 있었다.

"그럼 이렇게 한번 해보시죠. 매일 드시는 음식을 다 기록하면서, 적게 먹은 날과 평소처럼 많이 먹은 날의 증상 변화를 관찰해보는 겁니다."

환자 스스로 병의 원인을 자각해야만 잘못된 습관을 고칠 수 있기 때문에 그녀에게 매일 음식일지를 쓰게 했다. 효과는 바로 나타났다. 자기조절로 통증이 좀 줄어든 그녀는 매일 열심히 자기원에 치료를 받으러 왔고, 상담시간에는 그날 무엇을 먹었고 증상이 어땠는지를 설명했다.

그렇게 먹는 양과 증상을 관찰하면서, 많이 먹을 때는 병세가 심해지고 먹는 양을 줄이면 병세가 호전된다는 것을 스스로 깨달았다. 과식한 날은 속이 더부룩하고 가스가 차면서 방광염이 심하고, 소식한 날은 속이 편하고 통증도 가신다는 것을 자각한 것이다. 소식이 근본적인 치유법이라는 것을 스스로 깨달은 셈이다. 그 후 그녀는 소식을 실천했다. 자기요법을 하면서 과식까지 바로 잡은 그녀는 빠르게 치유되었다. 20여 년간 달고 산 통증을 4개월 만에 완전히 털어냈다.

"원장님, 결국 제 스스로 오랫동안 병을 만든 거네요. 부끄럽습니다. 이제부터라도 먹는 것을 조절하면서 건강관리를 잘하겠습니다.

고맙습니다."

● **어떤 병이든 먼저 식생활을 점검하자**

오근영 씨처럼 많은 환자들이 자신의 잘못된 식생활이 병을 만들고 키운다는 것을 제대로 인식하지 못한다. 위가 불편하지 않거나 위장질환이 아니라면 더욱 자신의 식생활을 점검하지 않는다. 하지만 대부분의 질환이 음식물의 소화·흡수 작용과 관련 있다.

우리가 살아 움직이기 위해서는 음식물을 통해 영양분을 공급받아야 한다. 하지만 아무리 좋은 음식을 먹어도 제대로 소화·흡수되지 않으면 에너지원이 되지 못하고 노폐물만 쌓일 뿐이다. 음식물의 소화·흡수를 담당하는 위장, 소장, 대장의 역할이 그만큼 중요한 것이다. 그래서 중국 금원시대에 의왕(醫王)이라고 불린 의사 이동원은 소화 작용을 담당하는 비장과 위장을 원기(元氣)의 중심으로 파악했다.

대부분의 환자들은 소화·흡수 기능이 정상적이지 않다. 각종 통증, 피부질환, 면역질환, 정신질환 등 아주 다양한 질환의 환자들은 소화·흡수 작용이 원활하지 못해서 병을 키우거나 치유가 늦어지는 경우가 대부분이다.

좋은 음식을 먹고 소화·흡수와 배설이 잘 되면, 질병의 치유에 큰 도움이 된다. 어떤 질환이든 위장을 잘 다스리면 병의 절반을 치유했다고 볼 수 있다. 병을 이겨낼 면역체는 물론이고, 우리 몸의 구성 성분은 자신이 먹은 음식으로 만들어지기 때문이다. 치유력과 재생력을 키우는 좋은 에너지를 제대로 공급하면 당연히 어떤 병이라도 이겨낼 힘이 된다. 내가 모든 환자들에게 식생활부터 점검하고 바른 식습관을 계속 강조하는 것은 이 때문이다.

　소화·흡수 기능이 저하되는 원인은 과식, 편식, 유해식품, 스트레스 등 다양한데, 많은 환자들에게 주로 문제가 되는 것이 '과식'이다. 과식으로 인해 만들어지는 열과 체내 독소가 소화·흡수 기능을 저하시켜 발병하기 쉬운 환경을 만드는 것이다.

● **소식은 무병장수의 지름길이다**

　과식이 몸 전체의 건강을 흔들다 보니, 많은 학자들이 건강의 필수조건으로 '소식'을 꼽는다. 소식이란 자신이 소화할 수 있는 양보다 조금 적게 먹는 것을 말한다. 일반적으로 포만감을 느끼는 수준의 80% 쯤 먹는 것으로, 성인의 경우라면 하루 평균 1,800~2,000kcal 정도 섭취할 때 소식이라고 본다. 과식으로 인한 독소가 없고, 장이 깨끗하다면 소화·흡수가 완전히 이루어지기 때문에 적게 먹어도 문제가 되지 않는다.

　세계적인 노화학자인 텍사스 의대 유병팔 교수 역시 건강을 위해 첫 번째로 꼽는 것이 바로 소식이다. 오늘날 인류의 과잉 열량섭취는 생물학적 필요에 의한 것이 아니라 습관에서 비롯된 것이라고 강조하는 그는 성장이 끝난 이후부터 먹는 양을 30% 정도 줄이는 것이 더 젊고 더 오래 사는 건강법이라고 한다.

《동의보감》에도 '곡기(穀氣)가 원기를 이길 정도로 과식하는 사람은 살찌고 오래 살지 못하며, 원기가 곡기를 이길 정도로 소식하는 사람은 살찌지 않고 오래 산다'고 했다. 원기란 오장육부의 기운을 말한다. 곡기가 원기를 이긴다는 말은, 자신의 오장육부의 기운보다 더 많은 음식을 섭취하는 과식을 일컫는다. 반면 원기가 곡기를 이긴다는 말은, 음식을 소화시키는 오장육부의 기운보다 더 적게 음식을 먹는 소식을 일컫는다. 결국 과식은 발병의 지름길이고, 소식은 장수의 지름길이라는 말이다.

올바른 소식이란 무조건 적게 먹는 것이 아니라 필수 영양소를 골고루 섭취하면서 소박하게 먹는 것이다. 과식하는 사람이 식사량을 줄이면 처음에는 힘들 수 있다. 그러나 며칠 정도만 실천하면 위가 줄고 몸이 적응하면서 배고픔도 사라진다. 소식을 통해 몸이 더 건강하고 활기차게 변한다는 것을 느끼게 되면, 먹고 싶은 것을 억지로 참는 것이 아니라 소식 자체를 즐길 수 있게 된다. 불쾌한 포만감보다 유쾌한 가벼움의 가치를 깨달을 수 있다.

안전하게 생산된 제철 자연식품을 소식하는 것이 가장 좋은 식생활이다. '면역력 강화'를 힘주어 강조하는 그 어떤 약과 치료법도 바른 식생활만큼 효과를 내지 못한다. 지금 내가 먹는 음식이 바로 혈액을 만들고 그 혈액 속에 면역체를 만드는 원료이기 때문이다. 운동이나 마음관리보다 비교적 빠르게 효과를 볼 수 있는 것도 식생활이다. 이것이 내가 환자들의 귀에 못이 박히도록 바른 식생활을 강조하는 이유다.

소화력을 높이는 생활 지침

- 소화작용이 원활하도록 마음을 편안히 한다. 걱정, 긴장, 두려움 등의 심리적 스트레스는 혈관을 수축시켜 심장의 혈액이 위장으로 가는 것을 방해하고 소화활동을 저하시킨다. 심호흡이나 명상 등 스트레스를 털어내는 자신만의 마음훈련법을 찾아 실천하는 것이 좋다.
- 아침식사를 꼭 챙긴다. 가급적 아침에 조금 일찍 일어나서 가벼운 체조를 한 후 식사를 하는 것이 온몸을 튼튼히 하고, 만성질환 예방에도 좋다.
- 과식, 특히 저녁 과식을 피하고 야식도 삼간다. 잠들기 3~4시간 전에 음식물 섭취를 끝낸다.
- 안전하게 생산된 제철 자연식품을 골고루 먹는다. 위장은 물론 온몸의 기능을 저하시키는 화학조미료, 인스턴트식품, 유해 첨가물이 든 가공식품, 유전자조작식품 등은 피한다.

- 소화가 제대로 되지 않을 때는 생채소보다는 익혀서 먹는 것이 좋다.
- 음식은 오래 씹어 먹는다. 음식은 한 입에 20~30회 정도 꼭꼭 씹어서 천천히 먹는다.
- 식후에 바로 물이나 차를 마시지 않는다. 물은 식후나 식전 시간대를 피해서, 자신의 위가 편할 정도로 적당히 먹는 것이 가장 좋다. 갈증이 날 때는 다른 음료수보다는 가급적 물을 마신다.
- 과로를 피하고 충분한 수면을 취한다. 저녁 11시 전에 잠자리에 들어 6~8시간 정도 충분히 자는 것이 좋다. 과음도 피한다.
- 위장이 튼튼해지도록 수시로 가슴을 활짝 펴고, 심호흡을 한다. 주로 앉아서 일하는 사람은 1~2시간마다 일어서서 가볍게 스트레칭을 한다.
- 규칙적인 운동으로 소화기능을 강화한다. 운동은 일주일에 3~4회, 30분~1시간 정도, 아침이나 낮 시간에 하는 것이 좋다. 저녁에 운동을 해야 한다면 땀을 내는 과격한 운동을 피하고, 가벼운 체조나 산책이 좋다.

똑똑하게 운동해야 면역력이 자란다

●
●

"원장님, 저는 이 소리를 내기 싫은데 마음대로 되지 않아요."

삼촌을 따라 자기원에 처음 온 어린 정우가 슬픔이 가득한 얼굴로 내게 한 말이다. 초등학교 4학년인 정우는 1년 전부터 자신도 모르게 '음음' 거리는 소리를 내게 되었다. 정우 부모는 아이에게 이상한 버릇이 생겼다며 나무랐다. 저절로 그 소리가 나온다는 정우는 참아보려고 해도 되지 않았다. 결국 병원까지 가서 진단을 받았지만 그저 아이의 버릇일 뿐이라고 했다.

정우 부모는 아이에게 이상한 버릇을 빨리 고치라고 계속 다그쳤다. 자신의 의지대로 되지 않고 고칠 수도 없는데 계속 꾸중하는 엄마 때문에 아이는 주눅이 들었다. 부모와 함께 있으면 또 꾸중을 들을 것 같아 방에서 혼자 있을 때가 많았다.

　삼촌이 자기원에서 원인 불명의 만성 두통을 치유했다는 얘기를 들은 정우는 삼촌에게 자기원에 데려가달라고 했다. 자기요법이 뭔지도 모르는 어린 아이가 병원에서 고치지 못한 병을 나았다는 삼촌의 말에 '자신도 낫고 싶다'는 마음에서 무조건 같이 가자고 한 것이다.

　정우의 진단 결과, 심실(심장의 사기 과잉)로 열이 많은 체질이었다. 열이 머리로 떠서 나타나는 '음성틱'이었다. 틱은 아이들이 특별한 이유 없이 자신도 모르게 얼굴이나 목, 어깨 등의 신체 일부를 아주 빠르게 반복적으로 움직이거나 이상한 소리를 내는 증상을 말한다. 틱은 아이의 잘못된 버릇이 아니라 몸의 균형이 깨어져 나타나는 병이다.

　정우는 요즘 초등학생들이 대부분 그렇듯이 여러 학원을 다니면서 책상에 앉아 공부만 해왔다. 운동량이 적으니 열성 체질의 많은 열이 머리로 올라가서 이상한 소리를 내도록 만든 것이다.

　"정우야, 선생님 얘기 잘 들어. '음음' 거리는 것은 네 잘못이 아니고 버릇도 아니야. 몸에 쌓인 열이 많은데 운동을 하지 않으니까 그 열이 머리로 올라가 뇌 활동을 방해해서 그런 소리가 나오는 거야. 그러니 선생님이 해주는 치료 말고도 운동을 해야 돼. 학교까지 빨리 걸어가거나, 학교 운동장을 뛰거나, 아파트 공원에서 배드민턴을 치거나 여러 방법이 있겠지. 팔다리를 움직여서 운동할 수 있는 방법을 찾아 해보자. 그럼 틀림없이 나을 거야."

"아! 정말 나을 수 있어요? 알겠습니다."

아무리 운동처방을 해도 잘 듣지 않는 성인 환자들과 달리 정우는 바로 실천했다. 틱 장애로 인해 어린 나이에 무척 괴로웠던 것이다. 정우는 내게 올 때마다 학교를 걸어가고, 어디에서 무슨 운동을 했다는 것을 뿌듯하게 알려주었다. 의사와 한 마음이 된 이 어린 환자는 다행히 한 달 만에 틱을 치유했다. 빨리 나은 것은 아이가 열심히 운동을 실천한 덕분이다.

● **틱 장애와 주의력결핍과잉행동장애의 원인**

정우처럼 열이 많은 체질의 아이가 운동량이 부족하고, 인스턴트 식품이나 달고 기름진 음식을 많이 먹으면, 틱이나 주의력결핍과잉행동장애(ADHD)에 걸리는 경우가 많다. 열성 체질인 경우 심장이나 간장, 위장, 방광 등 자신이 취약한 부분에서 열이 생기는데, 앉아서 공부만 하면 열이 자연히 머리로 오르게 된다.

열이 오르면 가만히 있지 못하고 산만해지거나, 욕을 하는 등 과격한 행동을 하거나, 시력이 저하되거나, 경추나 척추의 근육이나 신경이 이완되고 근육조절이 원활하지 못한 틱 장애로 나타나는 것이다.

그런데 틱 장애를 가진 아이의 부모 가운데는 단지 아이의 나쁜 버릇이라고 오해하는 경우가 많다. 절대 아이의 버릇이 아니다. 잘못은 머리로 열을 오르게 한 그릇된 생활습관에 있다. 운동 부족이거나, 많이 먹거나, 당분 과잉이거나, 열을 부추기는 생활로 인해 장부의 균형이 깨지면서 나타나는 병이다. 이것을 제대로 이해하지 못하는 부모와 아이를 만날 때면 딱하기만 하다. 일반 병원에서도 틱 장애를 아이의 버릇이나 원인 불명의 불치병이라고 규정하고 있어 안타까울 뿐이다.

중증 틱 장애로 오래 고생해온 유리도 처음엔 그 부모가 아이의 버릇인 줄 알았다고 한다. 맨 처음에는 아이가 입 주위를 이상하게 움직여 꾸중하면서 바로 잡으라고 했었다. 하지만 점점 심해져서 눈 주위까지 떨리는 증상이 나타나면서 문제의 심각성을 깨닫고 병원을 찾았고, 틱 장애라는 것을 알았다. 그때부터 수년간 양방과 한방으로 두루 치료를 받았지만 나아지지 않았다.

자기원에 처음 왔을 때 유리는 눈과 입 주위의 근육 경련이 아주 심하고, 자신의 의지와 상관없이 어깨도 들썩이고, 다리도 떨고, 이상한 새소리도 내는 등 중증이었다. 유리 역시 심장에 열이 많은 열성 체질인데, 운동 부족과 달고 기름진 음식을 많이 먹는 잘못된 식습관이 발병의 원인이었다.

중증 틱이었던 유리는 내게도 좀 벅찬 환자였다. 눈 주위의 근육을 바로 잡으면 다른 곳으로 경련이 옮겨가서 치료가 쉽지 않았다. 무엇보다 아이가 운동을 하고 식습관을 바로 잡아야 하는데 생활관리가 제대로 되지 않았다. 조금 낫는다 싶으면 다시 좋아하는 초콜릿을 실컷 먹어서 병을 악화시키곤 했다.

약간 차도가 있으면 다시 예전의 나쁜 생활습관으로 돌아가서 병세를 악화시키는 환자들을 드물지 않게 본다. 오래 이어온 생활습관을 바꾼다는 것이 쉽지 않기 때문이다. 유리의 상태가 호전되지 않는 것이 안타까워서 아이의 부모에게 단호하게 말을 했다.

"유리의 틱은 운동 부족과 나쁜 식습관으로 인한 겁니다. 그걸 바로 잡지 않으시면 영원히 병을 나을 수 없어요."

여러 차례 생활치유의 중요성을 들은 뒤에 비로소 유리 부모는 아이를 위해 온 가족의 식습관을 바꾸었고, 매일 아이와 함께 운동도 시작했다. 그러면서 유리는 서서히 틱 장애 증상이 사라졌다. 1년이 지난 후부터는 보통 아이들처럼 건강하게 생활하고 있다.

유리처럼 운동 부족과 당분 과잉의 식습관은 요즘 아이들의 일반적인 모습이다. 대부분의 아이들이 책상 앞에서 공부만 강요당하고, 어쩌다가 자유시간이 생겨도 앉아서 스마트폰만 보고 있다. 그러면서 피자, 치킨, 빵, 당분 과잉의 음료와 과자를 달고 산다. 운동 부족과 잘못된 식습관은 어린이 생활습관병 환자를 늘이는 주범이고, 열성 체질인 아이들에게는 틱이나 주의력결핍과잉행동장애를 부추기는 원인이 되고 있다.

그런 생활습관으로 인해 병이 든 꼬마 환자가 오면, 아이를 운동장에서 좀 뛰어놀게 하라고, 주중에 공부하느라 시간이 없으면 주말에라도 꼭 운동을 시키라고 거듭 당부한다. 그렇지 않으면 더 무서운 병이 계속 생길 수 있다는 것도 알린다.

● **운동은 자연치유력을 높인다**

운동은 아이들뿐만 아니라 남녀노소 누구에게나 중요한 건강의 필수 요소다. 운동의 효과는 이루 말할 수 없이 많다. 지금까지 밝혀진 연구결과를 종합해 보면, 운동은 혈액순환을 촉진하고, 혈액을 깨끗이 하고, 온몸의 세포활동을 강화하고, 심장을 튼튼히 하고, 근육과 뼈를 단련한다.

또 산소 섭취량을 늘려 각 장부의 대사활동을 활발히 하고, 엔도르핀 같은 호르몬 분비를 증가시켜 스트레스를 해소시키고, 땀이나 호흡 등을 통해 체내 노폐물을 배출하는 해독기능도 한다. 그래서 많은 건강전문가들이 한결같이 '운동'을 강조하는 것이다. 하지만 사람들은 대부분 귀찮다는 이유로 운동을 하지 않고 결국 운동 부족으로 병을 만든다. 병이 들고 나면 다시 아프다는 이유로 몸을 움직이지 않아 병을 더 키운다.

아픈 환자일수록 움직여서 몸의 순환기능과 치유기능을 회복해야 한다. 저명한 건강전문가인 미주리대학의 프랭크 부스(Frank Booth) 교수는 '전혀 활동을 하지 않는 사람이 무엇이든 시작하면, 그 운동량이 아주 적더라도 사망 확률을 급격히 떨어뜨릴 수 있다'고 한다. 자신이 움직일 수 있는 범위 내에서 조금이라도 운동을 하는 것이 치유에 큰 도움이 된다는 말이다.

실제 환자들을 진료하다 보면, 아프다고 누워만 있는 이들보다 조금이라도 움직이기 위해 노력하는 이들의 치료율이 훨씬 높다는 것을 쉽게 알 수 있다. 의지를 갖고 적극적으로 운동을 실천하는 환자는 놀랄 만큼 빨리 낫기도 한다. 그만큼 운동이 치유력을 높인다는 말이다.

● **내게 맞는 운동 찾기**

운동을 처음 시작하는 사람이라면 먼저 자신에게 맞는 운동을 찾아야 한다. 자신에게 잘 맞을 때 효과를 높이고 지속적으로 할 수 있기 때문이다. 무엇보다 운동 초보자는 자신의 체력에 맞게 조금씩 단계적으로 운동 강도를 높여야 한다. 무리한 운동은 오히려 부작용을 낳기도 한다. 지병이 있는 환자라면 더욱 주의해서 운동의 강도를 조절해야 한다.

평소 면역력이 약한 사람은 몸을 빠르게 움직이는 격렬한 운동이나 승부를 내는 운동은 피하는 것이 좋다. 체내 활성산소가 많이 발생하고 교감신경을 흥분시켜 오히려 스트레스가 될 수 있다. 일반적으로 학계에서는 자신의 최대 능력의 80% 이상으로 강한 운동을 하면 면역력을 저하시킬 수 있다고 경고한다. 운동을 마친 뒤 지나친 피로감을 느끼면 자신에게 과한 운동이라는 신호다.

일본의 신야 히로미 교수에 따르면, 적당한 운동이란 대체로 호흡이 흐트러지지 않고 즐겁게 계속할 수 있으며 가볍게 땀을 흘리는 수준이다. 어느 한 부분만 집중적으로 쓰는 것이 아니라 온몸을 고루 움직이면서 즐겁게 할 수 있는 운동이 좋다.

운동의 효과를 보기 위해서는 무엇보다 꾸준히 실천해야 한다. 보통 1주일에 3~5회, 1회 30분~1시간 정도의 운동을 규칙적으로 하는 것이 이상적이다. 운동이라고 하면, 거창하게 생각하는 이들도 있다. 꼭 수영장이나 헬스장을 다니지 않더라도 매일 부지런히 움직이면 건강에 도움이 된다. 세계적인 면역학자인 아보 도오루 교수는 '부지런히 움직이는 것만으로도 좋은 건강이고 면역력을 높인다'고 한다.

가까운 거리 걷기, 엘리베이터 대신 계단 이용하기, 교통신호를 기다리면서 발목 돌리기, 점심 식사를 기다리면서 하는 스트레칭 등이 모두 좋은 운동이다. 운동에 대한 심리적 장벽을 없애고, 적극적으로 몸을 움직이고 운동을 생활의 일부분으로 만드는 것이 건강을 지키는 지름길이다.

운동을 꾸준히 계속하려면, 스스로 만족감을 느끼고 자신이 즐겁게 할 수 있는 운동을 찾아야 한다. 억지로 하는 것과 즐기면서 하는 것은 면역력에 미치는 영향력도 다르다. 걷기, 수영, 등산, 스트레칭, 요가 등 자신의 취향을 고려해 즐기면서 할 수 있는 종목을 찾아 지겹지 않을 때까지 하는 것이 좋다.

● **환자들에게도 좋은 '걷기' 운동**

나는 난치병 환자였던 시절부터 지금까지 걷기 운동을 꾸준히 해오고 있다. 오래 투병하던 시절, 자기요법으로 기력을 조금 회복한 뒤부터 매일 동네 공원을 1시간 정도 걷기 시작했고, 그 운동이 치유에 도움이 되었다.

환자들에게 주로 권하는 운동도 '스트레칭'과 '걷기'다. 운동을 전혀 하지 않는 환자들에게는 하루 20분 정도라도 팔을 흔들면서 걸으라고 권한다. 병약한 환자들도 자신의 체력이 허락하는 범위 내에서 몇 분이라도 걸으면 된다. 밖에 나갈 수 없는 상황이라면, 병실이나 거실에서라도 목과 허리를 반듯하게 펴고 팔을 흔들면서 방안을 왔다 갔다 하면 된다.

한의학에서 팔과 다리는 비장과 위장이 주관한다고 본다. 팔다리를 움직이면 위장과 심장의 기혈순환이 원활해지고, 머리로 기의 소통이 제대로 되어서 건강한 뇌를 만들 수 있다. 약간 빨리 걸으면 뒷목의 뻐근함도 가시고, 어깨통증도 줄일 수 있다. 빠른 걸음으로 적당히 걸으면 몸 전체를 이완상태로 만들어 온몸의 순환기능도 강화된다.

《동의보감》에도 건강하게 사는 비결 가운데 하나로 '식사를 마친 후에 100보 걷기'를 권한다. 걸으면 소화작용이 원활해지기 때문이다. 걷기야말로 오장육부를 튼튼히 하는 좋은 운동이다.

환자들에게 아파도 움직여야 하고 걸어야 한다는 것을 강조하다 보니, 자기원 복도에서는 자기조절기를 붙인 채 천천히 오가는 환자들을 종종 볼 수 있다. 느린 걸음이지만 내가 가르쳐준 대로 팔을 흔들면서 사력을 다해 걷는 환자들을 볼 때면 코끝이 찡하다. 비록 지금은 그들이 작은 공간에서 아주 천천히 몇 걸음밖에 걸을 수 없지만, 언젠가는 드넓은 운동장을 마음껏 뛸 수 있는 날이 올 것이라고 믿는다.

마음은 기적을 낳는
무한 동력이다

잘 낫지 않는 환자들에게는 공통점이 있다. 병을 지나치게 두려워하거나, 낫지 못할 거라는 고정관념이 강하거나, 삶의 큰 걱정거리가 있거나, 누군가에 대한 분노와 원망이 가득한 부정적인 마음이다. 반대로 잘 낫는 환자들에게도 공통점이 있다. 병원에서 불치병이라고 해도 자신은 나을 거라고 믿거나, 난치병도 담담히 받아들이거나, 질병의 고통보다는 삶의 무언가에 감사할 줄 아는 밝은 마음이다.

결국 '마음'이 치유를 결정하는 핵심 요소이다. 그 마음이 평범한 의사인 내게는 너무도 어려운 숙제다. 환자들의 마음의 문제만큼은 내가 크게 도와줄 수 있는 게 없기 때문이다.

무엇을 언제 어떻게 먹느냐, 운동은 언제 어떻게 하느냐, 잠은 언제 얼마나 자느냐, 하루를 어떻게 보내느냐 등 숱한 질문을 하면서 환자의 일상을 알려고 노력한다. 그렇게 알아낸 잘못된 생활습관을 바로 잡기 위해, 열심히 식사처방도 하고 운동처방도 한다.

하지만 환자의 마음만큼은 제대로 알 수 없다. '무슨 걱정이 있으세요?'라고 물으면 그저 한숨만 쉬거나 제대로 대화가 이어지지 못하기 때문이다. 개인적인 삶의 고통과 마음의 근심을 타인에게 말한다는 것은 분명 어려운 일이다. 그러니 치유에서 마음이 얼마나 중요한지를 알지만 환자들에게 실질적인 도움을 주지는 못한다.

난치병 환자들이 공통적으로 가진 불안과 우울을 덜어주기 위해 위로의 말을 건네기도 한다. 하지만 아마도 잠시 위안을 얻는 데 그칠 것이다. 사람의 마음은 날씨처럼 수시로 변하기 때문이다.

전문가를 통해 마음치유에 도움을 받는다고 해도, 결국 그 마음의 고삐를 잡고 평온하게 이끌 사람은 온전히 환자 자신 밖에 없다. 하루 내내 자신의 마음상태가 어떤지, 무엇에 집착하는지, 어떤 걱정이 있는지 등 스스로 마음을 챙겨서 원래의 평상심을 되찾는 노력을 계속 할 수밖에 없다.

● **어느 환자 가족의 이야기**

난치병 환자들과 함께 하는 세월이 쌓일수록 마음의 치유력에 대해서는 나날이 더 깨닫게 된다. 때로는 환자 가족을 통해서 마음의 절대적인 힘을 보기도 한다. 성수 엄마도 내게 깨달음을 준 환자 가족 가운데 한 분이다.

그녀를 처음 만난 것은 어린 성수가 원인 불명의 고열 증상으로 자기원에 치료를 받으러 왔을 때였다. 가끔씩 비염을 앓기도 한 성수가 갑자기 몸이 뜨거워지고 눈동자가 돌아가고 몸이 마비되어 몇 분간 의식을 잃었는데, 병원 검사에서는 이상이 없다는 말만 들었다고 한다. 막막했던 성수 엄마에게 친구가 자기요법을 추천해서 혹시나 하는 마음에 아이를 데리고 왔다. 그녀와 상담하면서 성수가 아이스크림과 과자를 지나치게 많이 먹는다는 것을 알았다.

"원장님, 좀 부끄러운데요. 저도 그렇고 우리 가족은 모두 군것질을 너무 좋아해요. 특히 아이스크림을 좋아해서, 많이 먹을 때는 하루에 20개 쯤 먹어요. 제가 미혼 때부터 워낙 좋아하던 거라서요. 한 달에 아이스크림비가 30만 원 정도 나가기도 해요."

식품공해를 연구하는 학자들이 가장 피해야 할 가공식품으로 꼽는 것 가운데 하나가 바로 아이스크림이다. 유해 첨가물이 셀 수 없이 많기 때문이다. 그런 유해한 가공식품을, 그것도 많은 과자와 함께 달고 살았으니 아이가 병이 날 수 밖에 없었다.

그런데 그런 말을 제대로 할 수 없었다. 아이의 식습관을 그렇게 만든 성수 엄마와 아빠는 건강했기 때문이다. 아이보다 더 열심히 젊은 시절부터 아이스크림을 비롯한 가공식품을 먹어온 그녀는 더 없이 건강했다. 나이보다 젊은 외모에 피부는 백옥 같았고, 아픈 데가 전혀 없이 건강했다.

'어떻게 유해 식품을 저렇게 많이 먹는데도 건강할 수 있지?'

내가 가진 건강 상식을 완전히 깬 그 부부의 건강비결이 궁금하지 않을 수 없었다. 아이를 치료하기 위해 자주 자기원에 온 성수 엄마와 많은 얘기를 하면서 나는 그들의 건강비결을 알게 되었다. 바로 평온하고 행복한 '마음'이었다. 독실한 불교신자인 그녀는 세상 모든 것을 감사하게 받아들였고, 그 무엇에도 마음의 걸림이 없었다.

세상 모든 것이 그녀에게는 좋은 인연이고, 감사한 일이며, 반가운 대상이었다. 좋은 식품과 나쁜 식품을 구분하지 않았고, 그저 먹고 싶은 음식을 감사한 마음으로 맛있게 먹었다. 식품의 성분을 꼼꼼히 분석하고 '이건 건강에 좋고, 저건 건강에 나쁘다'로 구분해서 받아들이는 보통 사람들과는 분명 다른 경지에 살고 있었다.

우리는 대개 아이스크림을 먹으면서 '이건 살찌는데, 건강에 해로운데!'라고 걱정하면서 먹는다. 그렇게 걱정이 되면 먹지 말아야 하는데, 그러면서도 먹는다. 유해 성분과 그 유해 물질을 걱정하는 마음이 만들어내는 스트레스호르몬까지 가세해서 몸에 더 나쁜 영향을 미칠 것이다.

하지만 그녀는 그저 맛있게 먹는다. '아! 너무 맛있어'라며 행복한 모습으로 아이스크림을 먹는 그녀를 보면 '아이스크림 하나에 저렇게 좋아할 수 있네' '저렇게 행복한 마음이 만들어내는 유용 호르몬들이 아이스크림의 유해성분을 해독시키겠군' 하고 바로 알아차릴 수 있다. 그 걸림 없는 마음이 부럽기까지 했다.

그녀는 지난날 큰 시련을 경험하면서 평범한 모든 일상이 얼마나 고마운지를 깨달은 사람이었고, 깊은 종교관까지 더해져서 평화와 행복이 충만한 삶을 살고 있었다. 그 마음이 비록 건강에 해로운 식습관을 갖고 있어도 건강할 수 있는 비결이었다.

건강한 삶에서 가장 중요한 요소는 바로 '마음'이다. 바른 식생활이나 운동 등 건강에 필요한 다른 요소들과는 비교할 수 없는 절대적인 힘은 바로 마음에 있다. 나는 마음이 일으키는 엄청난 힘을 성수 엄마를 통해 다시 확인할 수 있었다.

"성수 어머니처럼 마음의 내공이 크신 분이라면 이것저것 막 먹어도 건강할 수 있겠지만, 보통 사람들은 그렇지 않습니다. 자연식품을 중심으로 과식하지 않는 기본을 지켜야 건강할 수 있어요. 특히 성수는 아직 어리고, 단 음식이 맞지 않는 열성 체질입니다. 아이스크림이나 과자 같은 단 식품을 많이 먹으면 염증치유력도 떨어져 다래끼, 비염, 중이염 같은 염증이 계속 생겨요. 그래서 성수가 가끔 비염에 걸렸던 겁니다. 단 음식은 열도 부추기기 때문에 아이가 고열 증상을 보이면, 완전히 낫기 위해서는 이런 식품의 섭취를 줄여야 해요. 아이는 부모를 보고 따라 먹으니, 우선 성수 엄마 아빠의 식생활부터 바꿔야겠지요."

내 눈에는 득도한 도인처럼 보이는 그녀에게 식생활 처방을 하기가 조심스러웠다. 하지만 그녀는 아이의 체질과 고열의 원인에 대한 설명을 진지하게 들었고, 그 생활처방대로 바로 실천했다. 어린 자녀를 위해서 인스턴트 가공식품의 섭취를 줄여나갔고 아이의 고열 증상도 곧 사라졌다.

성수 엄마처럼 마음이 평온하고 행복한 사람들은 대체로 건강하다. 설령 병에 걸려도 잘 이겨낸다. 환자들 가운데 깜짝 놀랄 만큼 빨리 치유되는 이들을 보면, 대부분 마음의 힘이 남다르다.

언젠가 어느 명상 그룹에서 몇 분의 어른들이 함께 치료를 받으러 온 적이 있었다. 그중에는 간경화로 복수가 차 있거나 갑상선기능항진증 같은 난치병을 앓는 분들도 있었다. 하지만 병자로 보이지 않을 만큼 평온해 보였다. 오랫동안 명상으로 마음을 다스려서 병을 이기고 계신 듯했다. 마음의 힘이 큰 분들이기에 치료효과 또한 남달랐다. 초진을 하면서 1년 이상 치료를 해야 할 것 같다고 예상한 병도 몇 달 만에 크게 호전되어 나를 놀라게 했다.

성직자들이나 깊은 신앙심을 가진 환자들도 병에 연연하지 않는 평온함으로 빠르게 치유되기도 한다. 만성 간질환을 단기간에 치유한 스님도, 오랜 좌선으로 생긴 상기증과 호흡곤란을 놀랄 만큼 빨리 치유한 스님도, 오래된 알레르기 질환을 몇 개월 만에 털어낸 수녀님도, 수십 년 된 중증 위궤양을 일반 환자와 달리 단기간에 치유한 교무님도 있다.

● **치유 메커니즘은 감정의 지배를 받는다**

이런 기적적인 치유가 가능한 것은 우리의 몸과 마음이 하나로 연결되어 있기 때문이다. 그런 사실이 구체적으로 밝혀진 계기는 1970년대에 방대한 양의 신경전달물질과 호르몬이 발견되면서부터다. 이들 생체 화학물질은 우리가 어떤 마음과 감정 상태에 있느냐에 따라 변하고, 몸 전반의 생리작용에 영향을 미친다.

몸과 마음을 연결하는 생체 화학물질을 가리켜 '감정을 지닌 분자들'이라고 표현한 세계적인 신경과학자 캔데이스 퍼트(Candace Pert) 박사는 '우리 몸을 구성하는 세포의 분자 수용체는 감정이 보내는 화학적인 반응에 춤을 추듯이 진동하며 반응한다'고 설명한다. 자신의 생각과 감정은 화학적 메시지로 전환되어 몸 전반에 영향을 미친다는 말이다.

우리가 어떤 생각을 하고 감정을 느끼게 되면 '대뇌변연계'에서 감정을 기록하고, 대뇌의 '시상하부'를 자극한다. 시상하부에서는 감정과 관련된 신경전달물질과 호르몬이 분비되어 다시 '뇌하수체'

를 자극한다. 뇌의 분비샘인 뇌하수체에서는 다양한 호르몬이 분비되어 온몸으로 메시지를 전달한다. 전신의 내분비계를 조절하는 뇌하수체는 온몸의 호르몬 분비에 관여해 몸 전체에 영향을 미친다.

우리가 어떤 생각을 하느냐에 따라 분비되는 신경전달물질과 호르몬이 달라지고, 이 화학 메신저들은 혈액을 타고 불과 몇 초만에 온몸으로 전해진다. 그리고 몸 전체 세포의 특정 수용체와 결합해 유전자의 단백질 합성에 관여한다. 어떤 단백질이 활성화되느냐에 따라서 몸의 기능은 변한다. 즉 생각에 따라 몸의 상태가 달라지는 것이다.

결국 우리의 마음 상태는 인체 생화학작용을 통해 온몸의 신경계, 내분비계, 면역계에 바로 영향을 미치는 셈이다. 그래서 캔데이스 퍼트 박사는 '우리의 치유 메커니즘은 감정에 의해 지배된다'고 말한다.

심리신경면역학이 발달하면서 마음의 치유력을 과학의 눈으로도 이해할 수 있게 되었다. 심리신경면역학이 밝힌 연구결과를 종합하면 이렇다. 우리가 치유에 대한 믿음, 희망, 기쁨, 사랑, 감사, 용서와 같은 긍정적인 마음상태일 때는 치유력이 강화된다. 긍정적인 생각을 하면 체내에서 도파민, 엔도르핀, 엔케팔린, 세로토닌, 옥시토신 같은 신경전달물질과 호르몬이 만들어져 온몸에 전해지고 면역계의 중심인 백혈구를 강화하는 생리적 변화를 낳는다.

백혈구 가운데 특히 병원균과 바이러스를 없애는 T임파구와 B임파구, 암세포와 바이러스 감염된 세포를 없애는 NK세포(자연살해세포) 등을 강화한다. 뿐만 아니라 긍정적인 감정은 면역세포를 활성화하는 인터페론의 생성을 촉진하는 생리변화를 일으킨다.

반면 질병에 대한 두려움, 절망, 분노와 같은 부정적인 마음상태일 때는 노르아드레날린, 아드레날린, 글루코코르티코이드(일명 코르티솔) 같은 스트레스호르몬과 신경전달물질이 분비되어 바로 온몸으로 전해져 온갖 스트레스 현상을 일으킨다. 심장박동이 빨라지고, 혈압이 오르고, 위장기능이 저하되고, 콜레스테롤 수치가 오르고, 체내 에너지가 고갈되어 결국 면역기능을 약화시킨다.

실제 임상 일선에서 오래 활동해온 베테랑 의사들을 통해서도 마음의 치유력은 강조되고 있다. 캘리포니아 의대 딘 오니시(Dean Ornish) 교수는 20여 년간의 임상 연구를 통해 '마음, 특히 사랑과 친밀감이 건강에 가장 큰 영향을 미친다'는 연구결과를 내놓았다. 유전, 음식, 운동, 약, 수술 등 그 어떤 의학적 요소도 마음보다 더 강력한 영향력을 내지 못한다는 것이다. 클린턴 대통령의 주치의로도 유명한 오니시 교수는 약이나 수술 없이 생활습관과 인간관계의 개선만으로 중증 심장병이 치유될 수 있다는 사실을 과학적으로 처음 증명한 학자다. 그런 그가 어떤 의학적 요소와 생활습관보다 마음을 건강에서 가장 중요한 힘으로 꼽았다.

이 외에도 하버드 의대 제롬 그루프먼(Jerome Groopman) 교수, 스탠포드 의대 립튼 브루스(Lipton Bruce) 교수 등 많은 의학자들이 치유와 건강의 핵심 키워드가 바로 '마음'이라는 사실을 실제 임상연구를 통해 밝혀냈다.

한의학에서도 마음을 다스리는 것이 가장 근원적인 치료라고 본다.《동의보감》에서 태백진인(太白眞人)은 병을 치료하려면 먼저 마음을 평안히 하라고 강조했다. '환자로 하여금 마음속에 있는 의심, 염려, 욕심, 헛된 잡념, 불평을 다 없애게 하면 마음이 편안해지면서 병이 자연히 낫는다'고 했다.

● **병은 싸워서 이겨야 할 적이 아니다**

난치병으로 투병하거나 오랫동안 병을 앓아온 환자가 마음을 평온히 한다는 것은 쉬운 일이 아니다. 하지만 마음이 병에 절대적인 영향을 미친다는 사실을 제대로 자각하면 실천의지를 키울 수 있다. 마음치유를 통해 기적을 낳은 사람들처럼 누구나 가능한 일이다.

마음을 다스리기 위해서는 우선 병을 부정하고 싸워야 할 적으로만 생각하는 마음부터 비우고 담담히 받아들이는 자세가 필요하다. 병을 부정하고 원망하는 한 마음의 지옥에서 벗어날 수 없다. 마음이 고통스러우면 당연히 병도 낫지 않는다.

병도 자신의 일부다. 그 병을 완전히 부정하는 것은 결국 자신을 부정하는 것이다. 병은 적이고 싸워 이겨야 할 투쟁의 대상이 아니라 더 큰 사랑을 갖고 품어야 할 자신의 일부다. 병에 대한 부정과 원망을 털어낼 때 마음의 지옥에서 서서히 벗어날 수 있다.

질병에 묶여 있는 마음을 다른 곳으로 돌리는 적극적인 노력도 필요하다. 자신의 병과 고통만 바라보고 있으면 괴로움에서 벗어날 수 없다. 하지만 긍정적인 무언가로 눈을 돌리면 마음의 그늘을 조금씩 지울 수 있다. 삶의 의미를 찾는 일을 하거나, 좋아하는 취미활동을 하거나, 긍정적인 희망을 키우는 종교 활동을 하거나, 비록 병에 걸렸지만 살면서 자신이 누리고 받았던 감사와 축복을 기록하는 감사일기를 쓰면 도움이 된다.

병의 고통에만 매여 있는 사람 중에는 '아픈데 무슨 일을 하고, 아픈데 무슨 감사할 게 있냐?'고 반문할 수도 있다. 자신의 체력이 허락하는 범위 내에서 할 수 있는 일은 얼마든지 있다. 어떤 사람은 좋은 치유서를 읽으면서 희망을 얻고, 어떤 사람은 기도를 하면서 평화를 얻고, 어떤 사람은 코미디 영화를 보면서 즐거움을 찾고, 어떤 사람은 음악을 들으면서 감동을 얻고, 어떤 사람은 봉사활동을 하면서 사랑의 마음을 일깨운다.

또 어떤 사람은 힘들어도 삶에서 감사할 것을 찾아서 기록한다. 중병의 고통에만 매인 시선을 의식적으로 돌리기 위한 마음의 훈련인 셈이다. 비록 병을 앓고 있지만 아직 살아 있고, 먹을 음식이 있고, 가족이 있고, 평범하고 당연하게 느꼈던 삶의 모든 것들을 일일이 찾아 감사하는 습관을 들이면서 어두운 마음과 몸을 더불어 치유한 사람도 있다.

제대로 움직일 수 없는 팔에 집착해서 원망하며 사느냐, 아직은 움직일 수 있는 다리에게 감사하며 사느냐에 따라 치유력이 완전히 달라진다는 말이다. 자신이 무엇을 주목하느냐가 행복과 불행을 결정하듯, 질병의 치유 역시 다르지 않다.

나 역시 희귀병으로 투병했던 시절, 질병에 묶인 마음을 돌릴 수 있었던 것이 치유의 큰 동력이 되었다. 병든 몸으로도 환자를 진료하면서 내 병에만 매인 마음을 타인에게 돌릴 수 있었고, 그러면서 삶의 의미와 감사를 찾을 수 있었다. 오로지 병만 바라보고 있었다면 그 많은 병들을 치유할 수 없었을지도 모른다. 병만 보고 있다는 것은, 고통과 원망에 스스로 갇힌다는 말이기 때문이다.

● **질병의 고통과 치유의 희망 사이에서**

질병의 고통에 묶이지 않고 평온하게 살아가는 이도현 씨를 보면, 병에 매이지 않는 것이 얼마나 충만한 삶인지 알 수 있다. 40대 중반인 그는 10년 전쯤 자기원에 처음 찾아온 뒤, 매주 한 차례씩 오는 가족 같은 환자다.

처음 치료를 받으러 왔을 때 그는 간경화로 5년째 투병중인 위중한 환자였다. 간경화 합병증으로 비장이 커지는 비장종대까지 심해서 치료를 하던 병원에서는 이미 포기한 상태였다. 게다가 식도정맥이 혹처럼 붓는 식도정맥류로 출혈을 일으켜 헤모글로빈 수치도 4~6g/dL로 떨어진 상황이었다. 정상수치(12~16g/dL)보다 현저하게 낮아서 병원에서는 살아 있다는 자체가 불가사의한 일이라고 했다.

그런 상태였지만 그는 별로 좌절하거나 동요하는 기색이 없었다. 남다른 가치관을 가진 것인지, 오랜 투병으로 마음을 비운 것인지는 모르지만 그는 분명 보통 환자들과 달리 평온했다.

"요즘은 좀 어떠세요? 아프지 않으세요?"

"죽는다는 목숨인데 이렇게 살아있는 것만 해도 감사하죠."

"힘드실 텐데 하루를 어떻게 보내세요?"

"좋은 책도 읽고, 좋아하는 산책도 하면서 나름 즐겁게 보냅니다."

1주일 만에 만나는 그와의 대화는 늘 이런 식이다. 자기요법으로 꼭 나아야 한다는 말도, 오래 투병해서 너무 힘들다는 말도 그는 하지 않았다. 늘 평온한 이도현 씨는 아주 조금씩 치유되고 있다. 자기요법을 오래 했지만 완전히 낫지는 않았다. 하지만 병을 앓으면서도 충분히 즐겁게 살고 있는 것은 분명하다. 질병에 집착하지 않고 삶의 기쁨을 찾으면서, 그 마음의 힘으로 병원에서 말하는 불가사의한 생존을 하고 있는 것이다. 어디 그냥 생존인가! 건강한 사람들조차 갖기 힘든 평온하고 충만한 삶을 살고 있다.

세계적인 심신의학자이자이자 암 전문의인 버니 시겔(Bernie Siegel) 박사의 연구결과를 보면, 병에 집착하지 않는 것이 얼마나 중요한지 알 수 있다. 시겔 박사는 의학의 예상을 깨고 살아난 '예외적인 암 환자들 모임'을 운영해왔다. 기적적으로 살아난 암 환자들은 일반 환자들과 마음자세가 다르다고 한다.

그들은 언젠가는 죽는다는 사실을 받아들이고, 대신 거기에 묶이지 않고 새로운 삶을 시작한다. 기왕 죽을 바에야 즐거운 일을 실컷 하다가 죽는 편이 낫다고 생각하는 것이다. 즐거운 일에 몰두하다 보면 심신이 되살아나 결국 불치의 병도 물리친다고 한다. 그래서 시겔 박사는 평온하고 즐거운 마음이 치유의 열쇠라고 강조한다.

● **아픈 마음부터 치유하는 것이 건강의 시작이다**

우리는 누구나 삶의 질곡 속에서 절망과 불안, 분노를 경험한다. 그 마음의 병이 몸의 병을 키운다. 감정의 변화가 바로 생체 화학물질의 변화를 이끌어내고 면역체에 직접적인 영향을 주기 때문이다. 당신의 병이 바로 당신의 마음과 무관하지 않다는 말이다.

질병으로 고통 받는 환자라면, 무엇보다 자신의 마음과 발병의 관계를 제대로 이해해야 한다. 그래야만 병을 치유하기 위해 먼저 마음을 다스려야 한다는 사실을 자각하게 될 것이다.

지금 내 마음은 어떤가? 누군가에 대한 분노, 세상에 대한 불만, 무언가에 대한 두려움 등 병을 키우는 부정적인 감정이 가득하다면 그것부터 털어내야 한다. 누군가에 대한 분노로 고통스럽다면, 용서를 통해 갈등을 풀고 심신을 평온하게 만들 때 비로소 치유될 수 있다. 끝없이 더 많은 것을 추구하면서 불만과 불행 속에서 산다면, 현재의 삶에서 행복을 찾고 나와 세상을 '있는 그대로' 사랑할 때 진정한 건강을 이룰 것이다. 아픈 마음부터 치유하는 것이 바로 완전한 건강으로 가는 가장 빠른 길이다.

건강의 모든 답은
자신에게 있다

"오랜 세월 동안 병을 치료하기 위해 좋다는 병원은 모두 다녔습니다."

많은 환자들이 내게 와서 주로 하는 말이다. 자기원을 찾는 이들은 현대의학, 한의학, 민간요법 등을 두루 거치며 오래도록 투병한 난치병 환자들이 대부분이다.

자신을 구해줄 의사를 애타게 찾아온 환자들을 만날 때면 나는 '환자 자신이 바로 최고의 의사'라는 것을 알려준다. 의사는 치료를 도와주는 사람이고, 병을 치유할 절대적인 힘은 바로 환자 자신에게 있기 때문이다.

세상의 그 어떤 의학도 완전하지 않다. 모든 사람들에게 효과적인 만능요법도 없다. 자기요법 역시 예외가 아니다. 아무리 탁월한 치료법이라고 해도 모든 의학적인 치료는 대개 병의 뿌리를 없애는 근원적인 치유가 될 수 없다. 병을 일으킨 원인은 대부분 환자의 생활과 삶 속에 존재하고, 그 원인이 있는 한 다시 발병하기 때문이다. 결국 그 문제를 바로 잡고 완전한 치유에 이르게 할 사람은 환자 자신밖에 없다.

그러나 많은 환자들이 병의 치료를 의사의 일이라고 생각한다. 그래서 자신의 치유를 무조건 병원에 맡기는 경우가 많다. 치유의 주체임을 잊고 스스로 무력해지는 것이다. 치유의 주체가 되지 못한 환자들은, 자신이 받는 치료법의 가치와 위험성을 제대로 헤아리지 않는다. 그러다 의학적 치료로 병을 더 키우는 의원병에 걸리기도 한다.

1977년 미국 상원 소속의 영양문제특별위원회에서는 무려 5천 페이지에 달하는 방대한 보고서를 제출했다. 약과 수술 중심의 현대의학이 낳은 심각한 부작용을 알리고, 위험한 의학 대신 잘못된 식생활을 바로 잡는 것이 참된 건강법이라고 지적한 혁명적인 내용이었다. 이 영양문제특별위원회의 위원장인 맥거번 상원의원은 이렇게 말했다.

"암과 심장병을 비롯한 많은 질병이 증가하고 있다. 최첨단 현대의학을 이용하여 천문학적인 규모의 의료비를 쏟아 붓고 있지만, 미국 국민은 계속 병들고 있다. 그 원인을 해명하여 근본적인 대책을 세우지 않으면 미국은 병으로 멸망하게 될 것이다."

최첨단 의료의 메카인 미국에서 발표된 이 엄청난 보고서는 당시 전 세계의 주목을 받았고, 식생활을 비롯한 생활치유로 눈을 돌리도록 자극하는 계기가 되기도 했다. 하지만 아직도 많은 환자들이 불완전한 의학에만 의지하려고 든다. 병원에만 의존하려는 태도는 의학의 한계 앞에서 번번이 좌절을 겪게 한다. 의학으로 고치지 못하는 병이 얼마나 많은가!

병원에서 아예 병을 찾아내지 못할 때, 평생 달고 살아야 하는 병이라고 할 때, 낫지 못하는 불치병이라고 단정할 때, 의학의 한계를 고스란히 자신의 한계로 받아들인 채 치유를 포기하게 된다.

의학의 한계와 달리 우리에게는 어떤 병도 치유할 수 있는 자연치유력이라는 무적의 의사가 있다. 인간은 누구나 스스로를 보호하고 병을 치료하는 능력인 자연치유력, 즉 면역력을 선천적으로 갖추고 있다. 별달리 치료를 하지 않아도 상처가 아물고 감기가 낫는 것은 모두 인체에 면역력이 있기 때문이다.

우리 몸은 세포부터 피부, 골격에 이르기까지 인체의 구성요소를 대부분 끊임없이 재생한다. 간은 80%가 손상되어도 8주 정도면 원상태로 회복된다. 면역계인 과립구는 3일, 혈액의 주요 성분인 적혈구는 120일이면 새로운 것으로 교체된다. 18개월이면 인체 구성

요소의 98%가 새롭게 교체된다. 과학이 입증했듯이 우리 몸의 세포와 조직은 쉼 없이 새로 태어난다. 고령이 되어도 몸에 난 작은 상처는 스스로 아물며 새살이 나고, 감기 같은 잔병은 스스로 이겨낸다. 생명력이 있는 한 재생력과 자연치유력은 존재한다.

현대의학의 아버지라 불리는 히포크라테스는 '진정한 의사는 내 몸 안에 있다. 몸 안의 의사가 고치지 못하는 병은 어떤 명의도 고칠 수 없다'는 말을 남기며 자연치유력의 중요성을 강조했다. 의학적 치료법은 인체의 면역력을 보조하는 수단에 지나지 않는다는 말이다.

그러나 의학이 발달하면서 자연치유력의 가치는 뒤로 밀려났다. 우리 몸이 쉼 없이 새로 태어나고, 스스로를 치유한다는 사실을 과소평가하게 된 것이다. 인체의 내부에서는 균형을 유지하고 건강을 회복하기 위해서 끊임없이 치유과정이 전개되고 있다.

감기 바이러스가 체내로 침입하면, 인체는 열에 약한 바이러스를 무력화시키기 위해 열을 내고 백혈구의 활동을 강화시킨다. 해로운 음식이 체내로 들어오면, 구토나 설사를 일으켜 해로운 성분을 빨리 몸 밖으로 내보낸다. 상처가 나면 빠르게 혈액을 응고시켜 과다 출혈을 막고, 유해 세균을 죽이는 백혈구의 활동과 피부 세포의 재생 활동을 강화시킨다. 고도로 조직화된 지능을 가진 인체는 신속하고 정교하게 스스로를 치유해간다.

- **병에 대한 두려움이 병을 더욱 키운다**

자연치유력, 즉 면역기능의 중심인 백혈구에는 임파구, 과립구, 대식세포 등 다양한 면역체가 있다. 이들 면역체는 체내에 침입한 병원균과 바이러스뿐 아니라 암세포를 제거하는 역할을 한다. 특히 T임파구와 B임파구는 무서운 바이러스와 병원균을 공격해 무력화시키고, 임파구의 일종인 NK세포(Natural Killer Cell, 자연살해세포)는 암세포와 바이러스에 감염된 세포를 제거하는 탁월한 의사다.

인류가 오랜 세월 동안 엄청난 연구비를 들이고도 제대로 된 치료법을 찾지 못한 병이 바로 '암'과 '바이러스질환'이다. 암은 현대인의 사망원인 중 1위이고, 신종플루 같은 바이러스질환은 공포의 전염병으로 인류를 위협하고 있다.

하지만 그 무서운 암세포와 바이러스도 척척 해치울 만큼 막강한 힘을 가진 것이 바로 우리의 면역계다. 암을 의학적인 치료 없이 자연치유한 사람이 있는가 하면, 불치성 바이러스질환으로 규정한 에이즈를 자연치유한 사람도 있다. 우리에게 무적의 의사인 자연치유력이 있다는 것을 보여주는 단적인 예이다. 이 치유력은 인류가 15억 년간의 진화를 거치며 가장 효율적으로 병을 치유하도록 강화되어온 것이다.

이런 사실을 '온전히' 알아야 한다. 내 안에는 의학의 한계와는 견줄 수 없는 엄청난 치유력이 존재한다는 의학적 사실을 제대로 이해하면, 병에 대한 두려움을 떨쳐내고 치유에 대한 믿음을 가질 수 있다. 자신에게 병을 이겨낼 힘이 있다는 것을 알기에 두려워하지 않는 것이다.

낫는다는 믿음은 그 자체만으로 훌륭한 약이다. 의학이 인정한 '플라시보 효과(위약 효과)'처럼 낫는다는 생각이 만드는 생리작용으로 치유력이 무한대로 강화된다. 의학의 예상을 깨고 기적적으로 치유한 사람들은 대부분 '불치'라는 진단에도 굴하지 않고 '반드시 낫는다'는 믿음이 있었다.

하지만 대부분의 환자들은 그렇지 못하다. 특히 난치병을 진단받으면 병을 지나치게 두려워한다. 자신에게 내재된 크나큰 치유의 힘을 모르기 때문이다. 병에 대한 공포감은 병을 키우는 강력한 연료가 된다.

두려운 감정이 일으키는 인체의 생리작용은 빠르게 치유력을 무너뜨린다. 병보다 병에 대한 공포감이 병세를 악화시키는 것이다. 내 안에는 어떤 병도 이겨낼 무한한 치유력이 있다는 의학적 사실을 깨닫는 것, 이것이 바로 완전한 치유로 향하는 첫 걸음이다.

● 인간은 살아 숨쉬는 한 기적을 만들 수 있다

우리 모두에게 크나큰 치유력이 존재하는데도 병이 생기는 것은 치유력을 무력화시키는 생활 때문이다. 그 발병 원인은 사람마다 다르다. 심리적 스트레스, 유해식품 및 잘못된 식습관, 수면 부족, 운동 부족, 유해 화학물질, 산소 부족, 일광의 과부족, 저온 자극, 약의 오남용 등 저마다 치유력을 약화시키는 생활을 지속하면서 병을 키운다.

그렇다면 완치 해법은 분명해진다. 치유력을 약화시키고 병을 일으킨 자신의 잘못된 생활습관을 바로 잡는 것이 근원적인 답이다. 누군가에 대한 분노와 원망으로 치유력이 떨어졌다면 마음의 평화를 찾아야 하고, 과식으로 몸의 균형이 깨졌다면 소식을 해야 하고, 과로와 수면 부족으로 치유력이 떨어졌다면 심신을 쉬게 해야 한다. 또 내게 맞지 않는 건강식품으로 몸의 균형이 깨졌다면 먹지 말아야 하고, 진정한 치유활동을 방해하는 증상완화제의 남용으로 병을 키웠다면 그 약을 끊을 때 치유력이 회복된다.

하지만 사람들은 대부분 문제를 일으킨 근본 원인은 놓아둔 채, 간편하고 빠르게 건강을 찾으려 한다. 운동 부족이 문제인 사람이 힘든 운동 대신 쉽게 건강식품을 선택하고, 과로가 문제인 사람이 휴식 대신 증상완화제로 병적 고통에서 잠시나마 벗어나려고 한다. 근본적인 문제는 해결하지 않고 쉽게 나으려는 안일함이 결국 진정한 치유에서 더 멀어지는 비극을 낳는다. 내 병은 무엇 때문에 생겼는지 찾아 바로 잡아야 한다. 이것이 병의 뿌리를 없애는 근원적인 치유고, 병을 통해 삶을 바로 잡는 완전한 치유다.

병을 일으킨 그릇된 생활습관을 바로 잡으면 기적 같은 치유력이 다시 살아난다. 아무리 나이가 많아도, 아무리 중병이라도 가능한 일이다. 임상 일선에서 많은 난치병 환자를 만나면서 내가 쉼 없이 깨닫는 것이 바로 인간의 위대한 치유력이다.

참담할 정도로 온갖 병을 가진 환자도, 병원에서 시한부 몇 개월을 선고받은 환자도, 숨이 곧 끊어질 것 같은 환자도 쉽게 세상을 떠나지 않는다. 그들이 버티고, 병과 함께 살아가는 모습을 보면서 또 간혹 나를 놀라게 하며 스스로를 치유해내는 모습을 보면서 인간은 살아 숨 쉬는 한 기적을 만들 수 있는 존재임을 깨닫게 된다.

지금 질병의 고통 속에 있어도 결코 절망하지 말자. 20년간 진단조차 나오지 않는 희귀병으로 투병했던 젊은 시절의 나처럼, 설령 죽음 앞에 있다고 해도 좌절하지 말자. 두려운 마음을 털고, 조급한 마음도 버리고, 자신의 무한한 치유력을 믿고, 담담히 병이 일깨워준 내 삶의 무언가를 하나씩 바로 잡자. 자신의 위대한 치유력을 제대로 '이해'하고, 그 앎이 치유의 참된 동력이 되도록 '실천'하면 된다.

그러면 깨달을 것이다. 치유의 모든 답이 내 안에 있다는 것을! 기적적인 치유도, 완전한 건강도 이루게 할 최고의 명의가 바로 자신이라는 것을!

이것만은 알아두자

무병장수를 위해
반드시 알아야 할 것

1 유행하는 건강법에 휘둘리지 말자

유행하는 건강법에 휘둘리지 말고 옥석을 가려내는 지혜가 필요하다. 누가 무슨 건강법으로 몸이 좋아졌다고 해서 무턱대고 따라하는 것은 자신의 건강을 담보로 한 위험한 실험이다. 우리는 서로 타고난 체질과 체력, 생활습관 등이 다르기 때문이다. 건강의 진리처럼 여겨지는 채식주의, 1일1식, 물 자주 마시기, 반신욕 등이 오히려 해로운 사람들도 있다. 건강에 좋다고 널리 알려진 방법이라고 해도 내게 맞는지부터 신중하게 점검해야 한다.

2 하루아침에 좋아진다는 건강법은 주의하자

즉각적인 효과를 자랑하는 건강법이 있다면 대개 과장 광고일 가능성이 높다. 빠른 효과를 내는 약일수록 부작용의 가능성이 큰 것처럼, 건강 상태를 빨리 개선하는 것처럼 보이는 건강법이 오히려 몸에 부담을 주어 장기적으로는 해가 될 수 있다. 잘못된 생활습관의 근본적인 개선 없이 쉽고 빠르게 건강을 도모하려는 안일한 생각이 건강을 해치는 결과를 낳는다. 노력 없이 벼락치기로 건강을 지킬 수는 없다. 소식, 운동, 적절한 수면, 규칙적인 생활, 평온한 마음, 자연 친화적인 생활 등 기본을 성실하게 따르는 것이 최상의 건강법이다.

3 내게 맞는 나만의 건강법을 찾자

내게 가장 좋은 건강법을 찾기 위해서는 자신의 타고난 체질과 생활습관, 마음자세부터 제대로 이해해야 한다. 나를 바로 알 때 삶의 모든 답을 찾을 수 있다.

선천적으로 심장의 정기가 약한 사람이 냉수욕으로 계속 자극을 주거나, 선천적으로 간장의 사기가 강한 사람이 채식주의로 간장의 기를 더욱 북돋울 경우 건강을 해치게 된다. 무릎관절이 약한 사람이 등산을 하거나, 내성적인 사람이 자신을 드러내야 하는 운동을 계속할 경우 오히려 스트레스가 될 수 있다. 자신의 타고난 체질과 직업, 평소 생활습관, 기호 등을 모두 종합해서 자신에게 가장 맞는 건강법을 찾자.

자신에게 맞는 건강법이라면 피로감이 덜 하고, 대소변의 상태가 좋아지고, 혈색이 밝아지는 등 몸의 긍정적인 변화를 느낄 수 있다. 피부는 오장육부의 생리기능을 알아보는 척도이기 때문이다. 이런 건강의 호전도를 전혀 느낄 수 없거나 꾸준히 실천하기가 힘들다면 자신에게 맞지 않는 것이다. 비교적 즐겁게 실천할 수 있고, 심신의 건강이 좋아진다는 것을 분명하게 느낄 수 있다면 자신에게 잘 맞는 건강법이다.

4 건강에 좋다고 알려진 식품만 편식하지 말자

우리 땅에서 안전하게 생산된 제철 자연식품은 모두 특별한 영양소와 효능을 가진 '건강식품'이자 '보약'이다. 대량으로 생산 유통되는 기능성 건강식품은 생명력이 없는 가공식품일 뿐이다. 또 몸에 좋다고 알려진 건강식품 위주의 편식은 오히려 몸의 균형을 깰 수 있다. 특정 건강식품을 꼭 먹어야 한다면 우선 자신의 체질에 맞는 식품인지, 오래 먹을 경우 어떤 과잉증이 나타날 수 있는지 미리 알아보자. 전문가를 통하거나 인터넷 검색을 해서라도 미리 과잉증에 대해서 알고 있어야만 큰 부작용 피해를 막을 수 있다. 채식주의뿐만 아니라 건강에 좋다고 알려진 특정 음식 중심의 편식도 피해야 한다. 우리 땅에서 안전하게 생산된 제철 자연식품을 과식하지 말고 골고루 먹는 것이 가장 좋은 식생활이다.

5 일상생활 속에서 적극적으로 움직이자

인간은 움직이며 살아야 하는 '동물'이다. 우리가 생명을 유지할 수 있는 것은 숨을 쉬고 영양분을 공급받기 때문이다. 좋은 영양분을 섭취해도 몸의 기가 움직이지 않으면 독이 되고 만다. 그 기를 제대로 돌게 하는 것이 바로 사람의 '움직임'과 '호흡'이다. 열심히 움직여야 음식으로 들어간 영양분이 제대로 활용되고 건강을 지킬 수 있다. 자신이 비교적 즐겁게 할 수 있는 운동을 찾아 꾸준히 하면, 온몸의 기능이 두루 강화된다. 특정한 운동이 아니어도 가까운 거리 걷기, 엘리베이터 대신 계단 이용하기 등을 통해 일상생활 속에서 적극적으로 많이 움직이자.

6 주어진 삶에 감사하고 행복감을 키우자

자신의 생각과 감정은 호르몬이나 신경전달물질 같은 체내 화학물질을 바꾸어 면역계를 비롯해 몸 전반에 영향을 미친다. 그 어떤 의학적 요소보다 '마음'이 건강을 지키는 핵심 요소다. 분노나 불만, 절망, 두려움 같은 부정적인 감정을 달고 사는 한 결코 건강을 지킬 수 없다. 자신이 가지지 못한 것보다 가진 것에 집중해 감사와 행복감을 키우자.

자연 재해나 불의의 사고로 하루아침에 운명을 달리하는 사람들도 수없이 많다. 지금 이 순간 살아서 새로운 하루를 맞이할 수 있다는 것 자체가 축복이다. 감사와 용서, 사랑에 주목하며 산다면, 무병장수를 위한 가장 좋은 약을 스스로 처방하는 셈이다.

맺음말

획일적 치료에서 벗어나 나만의 건강법을 찾자

삶을 돌아보니 '부끄럽고 감사하다'는 말만 떠오릅니다. 너무 오래 아팠던 삶이기에 부끄럽고, 그럼에도 살아나서 아픈 이들을 도울 수 있기에 감사한 것이지요.

어릴 적부터 아팠던 저는 스스로 부족한 게 많다고 여기고 있습니다. 그런 제가 수천 년의 역사를 가진 한의학과 눈부실 만큼 빠르게 발전해온 현대의학, 그리고 많은 건강법의 문제점을 말하기까지는 적지 않은 용기가 필요했습니다. 제가 부족한데 남의 허물을 탓할 수 없다는 생각 때문에 출간을 망설이기도 했지요.

그럼에도 끝내 용기를 낼 수 있었던 것은 순전히 환자들 때문입니다. 제가 대체의학자로 일하다 보니, 잘못된 치료로 병을 키운 의원병 환자들과 자신에게 맞지 않은 건강법을 무턱대고 따르다가 병든 환자들을 매일같이 만나고 있습니다. 그 옛날 약 부작용으로 죽음 앞에 섰던 저처럼 말입니다. 희귀병, 불치병, 약원병 환자로 오래 산 경험이 있기에, 제 환자들의 사연이 더 아프게 와 닿는 것 같습니다.

우리는 모두 다릅니다. 타고난 장부의 특성도 다르고, 생활습관도 다르고, 마음상태도 다르고, 사는 환경도 다릅니다. 그렇기 때문에 치료법도 달라야 합니다. 획일적인 치료와 유행하는 건강법이 아닌 '나만의 건강법'이 필요합니다. 그 건강의 답은 언제나 자신에게 있습니다. 건강 정보의 홍수 속에서 이것만은 꼭 기억해주시길 바랍니다.

소식, 운동, 적절한 수면, 규칙적인 생활, 평온한 마음, 자연 친화적 활동 등 인류가 무수히 강조해온 기본에 충실해야 합니다. 그 기본에서 어긋난 자신의 생활을 바로잡는 것이 최상의 건강법입니다. 기본을 외면한 채 쉽고 빠르게 낫는 치료법과 건강법은 없습니다. 오히려 부작용의 가능성만 키울 뿐입니다.

적어도 병을 치료한다는 의학으로 병을 키우는 일은 없기를, 건강에 이로운 줄 알고 실천한 건강법으로 오히려 병드는 일은 없기를 바랍니다. 또 병원의 진단 앞에서 한없이 절망하는 이들이 자기

안에 내재된 진짜 희망과 만나기를 소망합니다.

우리 사회가 좀 더 건강해지기를 바라는 소망에서 쓴 책이지만, 의료인들에게는 폐가 될 수 있어서 송구한 마음입니다. 큰 사명감을 갖고 일하시는 훌륭한 의료인들과 건강전문가들께는 누가 되지 않기를 바랍니다.

● **동병상련의 아픔을 나눈 환우들에게 감사하며**

제가 죽음의 문턱에서도 다시 살아날 수 있었던 것은 너무도 많은 분들의 도움이 있었기 때문입니다. 감사한 분들께 일일이 인사를 드리려면 이 한 권의 책으로도 부족할 것입니다. 우선 몇 분께나마 감사의 마음을 전하려 합니다.

가장 먼저 부모님과 가족들께 온 마음으로 감사드립니다. 20년간 병든 자식을 간병하면서 저보다 더 아프셨을 부모님을 생각하면 언제나 가슴이 저립니다. 죽어가는 딸을 지켜보는 게 어떤 심정일까요? 자식을 낳아본 적이 없는 제가 그 마음을 온전히 헤아릴 수는 없을 것입니다.

언젠가 아픈 자식을 오래 돌보느라 병이 든 환자를 진료한 적이 있었습니다. 여러 만성질환에 중증 통증으로 온몸이 아픈 환자였지요. 너무 애처로워서 '힘들겠다'고 위로하자 그 환자는 '세상에서 가장 큰 고통은 아픈 자식을 보는 것'이라고 했습니다. 그건 몸의 통증과는 비교할 수도 없는 고통이라며, 아픈 자식을 둔 부모의 애끊는 심정을 눈물로 호소했었지요.

그녀의 말을 들으면서 저는 고개를 들 수 없었습니다. 20년이라는 긴 세월동안 아팠던 못난 자식이 바로 제가 아닌가요! 씻을 수 없는 불효만 하면서 평생 살아온 셈이지요. 부모님의 깊은 사랑과 지극한 정성이 없었으면 저는 병마의 굴레를 벗지 못했을 것입니다. 어머니, 아버지께 말로는 다 할 수 없는 감사와 사랑의 마음을 전합니다.

제게 생명의 은인이자 평생 스승이신 구한서 선생님께도 특별한 감사의 마음을 올립니다. 어느 환자에게나 마음을 다하시는 선생님은 저를 자식처럼 보살피셨지요. 제가 많이 아플 때는 서울 댁에서 쉬셔야 할 휴일에도 대구로 오셔서 저를 돌보셨지요. 선생님의 은혜는 평생 갚아도 모자랄 것입니다. 또 한 분의 부모이신 스승님께 진심어린 감사와 존경의 마음을 드립니다.

거룩하신 일원상 법신불사은님께도 언제나 온 마음으로 감사드립니다. 항상 저를 위해 기도해주시는 박혜철 교무님과 원불교 대구교당 교우님들, 제게는 늘 가족 같은 대구자기원과 서울자기원 식구들, 언제나 다정하게 챙겨주는 효연 씨와 채원 씨에게도 감사의 마음을 전합니다.

이 책이 나오기까지 큰 힘이 되어주신 이송미 작가님께도 고맙습니다. 지난날 어머니를 간병했던 그녀와 저는 서로의 아픔을 위로하면서 힘든 세월을 함께 보냈습니다. 그녀의 한결같은 사랑과 응원이 얼마나 든든한지 모릅니다. 책을 정성껏 만들어주신 이상미디어에도 각별한 고마움을 전합니다.

끝으로 지금까지 저와 동병상련의 아픔을 나눈 많은 환우들께 감사드립니다. 병마의 고통 속에서 절망하던 순간에도 저와 같은 절망을 가진 누군가가 있다는 것, 그 자체만으로도 위로가 되었지요. 병든 몸으로도 환자를 진료했던 제게 환자들은 늘 친구였습니다. 요즘도 부족한 저를 일깨워서 쉼 없이 정진하게 하는 또 다른 스승이기도 합니다.

살아가는 내내 잊지 않으려고 합니다. 제가 죽음 앞에서도 다시 살아났다는 것을, 수없이 많은 분들의 도움을 받으며 치유했다는 것을……. 늘 기억하면서 헤아릴 수 없이 많은 분들로부터 받은 그 사랑을 갚아가는 삶이 되기를 기도합니다.

[참고자료]

- 《5만명 살린 자기요법》 구한서 저, 2004, 동아일보
- 《당신의 병이 낫지 않는 진짜 이유》 백태선 이송미 저, 2013, 소담출판사
- 《몸과 마음을 살리는 기적의 상상치유》 이송미 저, 2010, 한언
- 《양한방, 똑똑한 병원 이용》 백태선 저, 2008, 전나무숲
- 《건강식품의 위험한 진실》 류은경 저, 2012, LINN
- 《채식의 배신》 리어 키스 저, 김희정 역, 2013, 부키
- 《동의보감》 허준 원저, 1992, 대성문화사
- 《소문금석》 왕기 외 저, 1981, 귀주인민출판사
- 《정교 황제내경》 홍원식 저, 1985, 동양의학연구원
- 《황제내경소문직역》 홍원식 저, 1991, 전통문화연구회
- 《우주변화의 원리》 한동석 저, 1989, 행림출판
- 《통속한의학 원론》 조헌영 저, 1983, 동양의약사
- 《역학원리강화》 한규성 저, 1987, 동방문화
- 《방제학》 이상인 김동걸 외 저, 1990, 영림사
- 《중국의학사》 홍원식 저, 1984, 동양의학연구원
- 《동의수세보원 주석》 한동석 저, 2006, 대원출판
- 《경혈학총서》 안영기 저, 1991, 성보사
- 《간지와 운기에 관한 연구》 윤창렬, 박찬국 저, 1987, 경희대학교 박사 학위논문
- 《마흔에 읽는 동의보감》 방성혜 저, 2012, 리더스북
- 《나는 현대의학을 믿지 않는다》 로버트 S 멘델존 저, 남점순 역, 2000, 문예출판사
- 《없는 병도 만든다》 외르크 블레흐 저, 배진아 역, 2004, 생각의 나무

- 《병원이 병을 만든다》 이반 일리히 저, 박홍규 역, 2004, 도서출판 미토
- 《현대의학의 위기》 멜빈 코너 저, 소의영 외 역, 2001 사이언스북스
- 《나는 고백한다, 현대의학을》 아툴 가완디 저, 김미화 역, 2003, 소소
- 《고통받는 환자와 인간에게서 멀어진 의사를 의하여》 에릭 J. 카셀 저, 강신익 역, 2002년, 코기토
- 《약이 사람을 죽인다》 레이 스트랜드 저, 이명신 역, 2007, 웅진리빙하우스
- 《자연치유》앤드류 와일 저, 김옥분 역, 1996년, 정신세계사
- 《에밀 쿠에 자기 암시》 에밀 쿠에 저, 윤지영 역, 2009, 연암사
- 《감정의 분자》 캔더스 퍼트 저, 김미선 역, 2009, 시스테마
- 《몸의 행복》 베르너 바르텐스 저, 유영미 역, 2011, 올
- 《비타민 쇼크》 예르크 치틀라우, 한스 울리히 그림 저, 도현경 역, 2005, 21세기북스
- 《100년 동안의 거짓말》 랜덜 피츠제럴드 저, 신현승 외 역, 2007, 시공사
- 《빈곤한 만찬》 피에르 베일 저, 양영란 역, 2009, 궁리
- 《건강의 적들》 안네테 자베르스키 저, 신혜원 역, 2011, 열대림
- 《Multiple Studies Prove Magnet Therapy Can Work》 New Life 2001

지은이

이동진(한의사, 대체의학자, 생활의학자)

대전한의대 출신의 한의사이자 대체의학사이다. 현재 자기요법으로 질병을 치유하는 한서자기원 대구원 원장으로 활동하면서, 병의 뿌리를 없애는 생활처방에 적극적인 생활의학자로 명성을 쌓아가고 있다. 어릴 때부터 근육이 제멋대로 움직이는 희귀병을 비롯해 감각마비, 이상출혈, 자율신경실조증 등 온갖 병으로 20년간 투병했다. 뚜렷한 치료방법이 없다는 현대의학에 좌절하고, 명의라 불리는 수많은 한의사들을 찾아다녔지만 한약 부작용으로 죽음의 고비를 넘기기도 했다. 죽음 직전에 만난 대체의학인 자기요법을 통해 치유의 길로 들어섰고, 그 후 난치병 환자들을 살리는 '의사'가 되어 수많은 환자들을 치료하고 있다. 잘못된 치료와 건강법으로 병을 키운 의원병 환자들을 매일 만나면서, 불안한 의학과 유행하는 건강법의 위험성을 알리기 위해 이 책을 썼다.

- 한서자기원 대구원 블로그 : blog.naver.com/hanseo66
- 한서자기원 연락처 : 서울원 02)2666-7273~4 / 대구원 053)761-8168~9

기획·원고 정리

이송미

건강 전문작가로《몸과 마음을 살리는 기적의 상상치유》《당신의 병이 낫지 않는 진짜 이유》등의 책을 썼다. 아토피, 중풍, 암이 연이어 발병한 어머니를 간병하며 함께 병을 이겨낸 후 치유 작가가 되어 희망을 전하고 있다.

- 블로그 : 행복한 상상치유(blog.naver.com/hoho053)